Veganske Užitke

Okusne in Zdrave Recepte za Rastlinsko Kuhinjo

Ana Petrovič

Vsebine

Artičoke na pari z vinom in limono 9

Pečeno korenje z zelišči 11

Enostavno kuhan stročji fižol 13

Dušen ohrovt s sezamom 15

Pečena zelenjava pozimi 18

tradicionalni maroški tagine 20

Ocvrto kitajsko zelje 22

Dušena cvetača s sezamom 24

sladek korenčkov pire 26

Pečena repa 28

Yukon Gold pire krompir 30

Dišeča pečena blitva 32

Klasične pečene paprike 34

Pire iz koreninske zelenjave 36

. pečena buča 38

Pečene Cremini gobe 40

Pečeni šparglji s sezamom 42

Grška enolončnica iz jajčevcev 44

keto cvetačni riž 46

Enostaven česnov ohrovt 48

Dušene artičoke v limoni in oljčnem olju 50

Pečeno korenje s česnom in rožmarinom 51

Stročji fižol na mediteranski način 54

Pečena vrtna zelenjava 56

. Enostavno ocvrta koleraba 58

Cvetača s tahinijevo omako 60

Zeliščni in cvetačni pire 62

Ponev z gobami s česnom in zelišči 64

V ponvi ocvrti šparglji 66

Korenčkov pire z ingverjem 68

Ocvrte artičoke na mediteranski način 70

Po tajsko kuhan ohrovt 73

Svilnat pire iz rutabage 75

Dušena špinačna krema 77

Dišeča pečena koleraba 79

Klasično dušeno zelje 81

Dušeno korenje s sezamom 83

Pečeno korenje s tahinijevo omako 85

Pečena cvetača z zelišči 87

Kremni pire iz brokolija in rožmarina 90

Enostavna ponev z blitvo 92

Dušen ohrovt v vinu 94

francoski fižol zelenjava 96

masleni pire kolerabe 98

Pečene bučke z zelišči 100

pire iz sladkega krompirja 102

Tradicionalni indijski Rajma Dal 105

solata iz rdečega fižola 107

Anasazi enolončnica iz fižola in zelenjave 109

Lahka in srčna Shakshuka 111

staromoden čili 113

Preprosta solata iz rdeče leče 116

Čičerikina solata na mediteranski način 118

Tradicionalna toskanska fižolova enolončnica (Ribollita) 121

Mešanica zelenjave in beluga leče 123

Mehiške sklede s čičeriko 125

Indijski Dal Makhani 127

Skleda za fižol v mehiškem slogu 129

klasična italijanska mineštra 131

Zelena leča s pečeno zelenjavo 133

Zelenjavna mešanica čičerike 135

pikantna fižolova omaka 137

Sojina solata na kitajski način 139

Staromodna enolončnica iz leče in zelenjave 142

Indijska chana masala 144

pašteta iz rdečega fižola 146

skleda rjave leče 148

Vroča in začinjena fižolova juha Anasazi 150

Črnooka grahova solata (Ñebbe) 152

Mamin slavni čili 154

Kremna čičerikina solata s pinjolami 156

Skleda Buda iz črnega fižola 158

Čičerikina enolončnica Bližnjega vzhoda 160

Leča in paradižnikova omaka 162

Kremna solata z zelenim grahom 164

Humus Za'atar z Bližnjega vzhoda 167

Solata iz leče s pinjolami 169

Vroča fižolova solata Anasazi 171

Tradicionalna enolončnica Mnazaleh 173

Poprova krema iz rdeče leče 175

V voku ocvrt začinjen snežni grah 177

hitri čili vsak dan 179

Kremna solata Black-Eyed Pea 182

Avokado polnjen s čičeriko 184

juha iz črnega fižola 186

Beluga leča solata z zelišči 190

Italijanska fižolova solata...193

Paradižnik polnjen z belim fižolom...195

Zimska črnooka grahova juha 197

polpeti iz rdečega fižola..199

Domači grahovi burgerji..201

Pečenka iz črnega fižola in špinače 203

Česnov koriandrov preliv 204

klasični ranč dressing 207

Koriandrova tahini omaka...209

limetino in kokosovo omako...211

domači guacamole 213

Artičoke na pari z vinom in limono

(Naredi se v približno 35 minutah | Za 4 porcije)

Na porcijo: kalorije: 228; Maščoba: 15,4 g; ogljikovi hidrati: 19,3 g; Beljakovine: 7,2g

Sestavine

1 velika limona, sveže stisnjena

1 ½ funta artičok, obrezanih, s čvrstimi zunanjimi listi in brez zadušitve

2 žlici drobno sesekljanih listov mete

2 žlici drobno sesekljanih koriandrovih listov

2 žlici drobno sesekljanih listov bazilike

2 stroka česna, drobno sesekljana

1/4 skodelice suhega belega vina

1/4 skodelice ekstra deviškega oljčnega olja in več za polivanje

Morska sol in sveže mlet črni poper po okusu

Naslovi

Napolnite lonec z vodo in dodajte limonin sok. Očiščene artičoke položimo v skledo tako, da so popolnoma potopljene.

V drugi manjši skledici dobro premešamo zelišča in česen. Artičoke natrite z mešanico zelišč.

V ponev vlijemo vino in oljčno olje; dodajte artičoke v ponev. Zmanjšajte ogenj in pokrito kuhajte približno 30 minut, dokler artičoke ne postanejo hrustljave in mehke.

Pri serviranju artičoke pokapajte s kuhalnim sokom, začinite s soljo in črnim poprom in že ste pripravljeni za uživanje!

Pečeno korenje z zelišči

(Naredi se v približno 25 minutah | Za 4 porcije)

Na porcijo: kalorije: 217; Maščoba: 14,4g; ogljikovi hidrati: 22,4 g; Beljakovine: 2,3g

Sestavine

2 kg korenja, obreženega in po dolžini prepolovljenega

4 žlice oljčnega olja

1 čajna žlička granuliranega česna

1 čajna žlička paprike

morska sol in sveže mlet črni poper

2 žlici sesekljanega svežega koriandra

2 žlici sesekljanega svežega peteršilja

2 žlici sesekljanega svežega drobnjaka

Naslovi

Začnite s predgretjem pečice na 400 F.

Korenje potresemo z oljčnim oljem, česnom, papriko, soljo in črnim poprom. V enem sloju jih položimo na pekač, obložen s papirjem za peko.

Korenje pečemo v ogreti pečici približno 20 minut do mehkega.

Korenje potresemo s svežimi zelišči in takoj postrežemo. Dober tek!

Enostavno kuhan stročji fižol

(Naredi se v približno 15 minutah | Za 4 porcije)

Na porcijo: Kalorije: 207; Maščoba: 14,5g; ogljikovi hidrati: 16,5 g; Beljakovine: 5,3 g

Sestavine

4 žlice oljčnega olja

1 korenček, narezan na kolobarje

1 ½ kilograma stročjega fižola, sesekljanega

4 stroki česna, olupljeni

1 lovor

1 ½ skodelice zelenjavne juhe

Morska sol in mleti črni poper po okusu

1 limona narezana na rezine

Naslovi

V ponvi na zmernem ognju segrejte olivno olje. Ko se segreje, kuhajte korenje in stročji fižol približno 5 minut, občasno premešajte, da se enakomerno kuhata.

Dodajte česen in lovorjev list ter pražite še 1 minuto ali dokler ne zadiši.

Dodajte juho, sol in črni poper ter pokrito dušite približno 9 minut ali dokler se stročji fižol ne zmehča.

Okusite, začinite in postrezite z rezinami limone. Dober tek!

Dušen ohrovt s sezamom

(Naredi se v približno 10 minutah | 4 porcije)

Na porcijo: kalorije: 247; Maščoba: 19,9g; ogljikovi hidrati: 13,9 g; Beljakovine: 8,3 g

Sestavine

1 skodelica zelenjavne juhe

1 kg ohrovta, očiščenega, brez trdih stebel, narežemo na kose

4 žlice oljčnega olja

6 strokov mletega česna

1 čajna žlička paprike

Košer sol in mleti črni poper po okusu

4 žlice sezamovih semen, rahlo opečenih

Naslovi

V ponvi zavrite zelenjavno osnovo; dodajte ohrovtove liste in zavrite. Kuhajte, dokler se ohrovt ne zmehča, približno 5 minut; rezervacija.

V isti ponvi na srednjem ognju segrejte olje. Ko je česen vroč, pražite približno 30 sekund ali dokler ne zadiši.

Dodajte prihranjen ohrovt, papriko, sol in črni poper ter kuhajte še nekaj minut ali dokler se ne segreje.

Okrasite z rahlo opečenimi sezamovimi semeni in takoj postrezite. Dober tek!

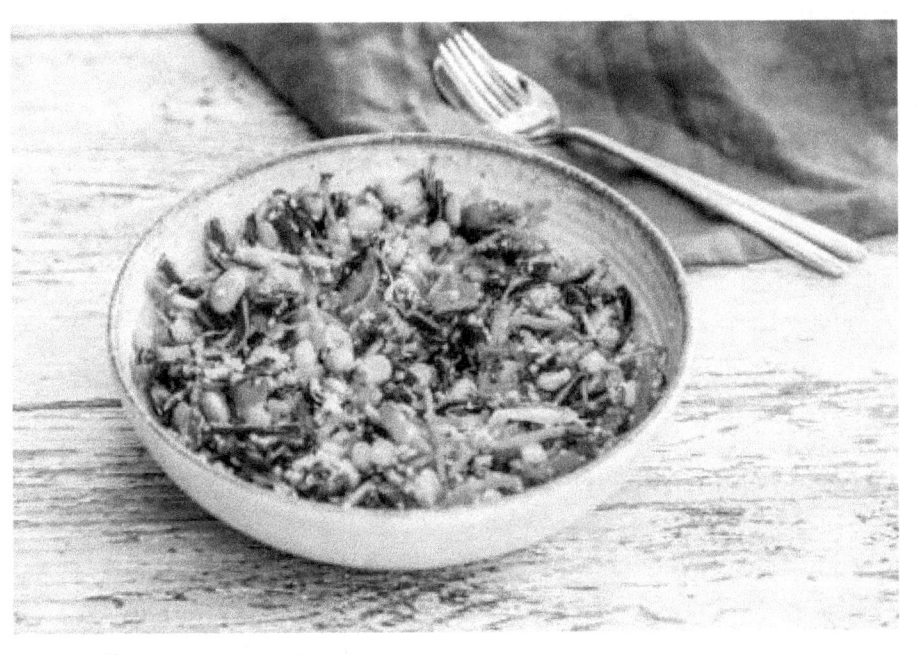

Pečena zelenjava pozimi

(Naredi se v približno 45 minutah | Za 4 porcije)

Na porcijo: Kalorije: 255; Maščoba: 14 g; ogljikovi hidrati: 31 g; Beljakovine: 3 g

Sestavine

1/2 funta korenja, narezanega na 1-palčne kose

1/2 funta pastinaka, narezanega na 1-palčne kose

1/2 funta zelene, narezane na 1-palčne kose

1/2 funta sladkega krompirja, narezanega na 1-palčne kose

1 velika čebula, narezana na kolobarje

1/4 skodelice olivnega olja

1 čajna žlička rdeče paprike

1 čajna žlička posušene bazilike

1 čajna žlička posušenega origana

1 čajna žlička posušenega timijana

morska sol in sveže mlet črni poper

Naslovi

Začnite s predgretjem pečice na 420 F.

Zelenjavo zmešamo z olivnim oljem in začimbami. Položimo jih na pekač, obložen s peki papirjem.

Pečemo približno 25 minut. Zelenjavo premešamo in kuhamo še 20 minut.

Dober tek!

tradicionalni maroški tagine

(Naredi se v približno 30 minutah | Za 4 porcije)

Na porcijo: kalorije: 258; Maščoba: 12,2 g; ogljikovi hidrati: 31 g; Beljakovine: 8,1g

Sestavine

3 žlice oljčnega olja

1 velika šalotka, zmleta

1 čajna žlička ingverja, olupljenega in mletega

4 stroki česna, sesekljani

2 srednja korenčka narežemo in drobno sesekljamo

2 srednje velika pastinaka, narezana in drobno narezana

2 srednje velika sladka krompirja, olupljena in narezana na kocke

Morska sol in mleti črni poper po okusu

1 čajna žlička pekoče omake

1 čajna žlička triplata

1/2 čajne žličke žafrana

1/2 čajne žličke kumine

2 velika paradižnika, pasirana

4 skodelice zelenjavne juhe

1 limona narezana na rezine

Naslovi

V ponvi na zmernem ognju segrejte olivno olje. Ko je vroča, šalotko kuhajte na pari 4-5 minut, dokler se ne zmehča.

Nato dušite ingver in česen približno 40 sekund ali dokler ne zadišita.

Dodajte preostale sestavine razen limone in zavrite. Takoj zmanjšajte temperaturo.

Dušimo približno 25 minut oziroma dokler se zelenjava ne zmehča. Postrezite s svežimi rezinami limone in uživajte!

Ocvrto kitajsko zelje

(Naredi se v približno 10 minutah | 3 porcije)

Na porcijo: kalorije: 228; Maščoba: 20,7 g; ogljikovi hidrati: 9,2 g; Beljakovine: 4,4 g

Sestavine

3 žlice sezamovega olja

1 kg kitajskega zelja, narezanega

1/2 čajne žličke kitajskih petih začimb v prahu

Košer sol, po okusu

1/2 čajne žličke sečuanskega popra

2 žlici sojine omake

3 žlice sezamovih semen, rahlo opečenih

Naslovi

V voku segrejte sezamovo olje, da porjavi. Ohrovt dušimo približno 5 minut.

Dodajte začimbe in sojino omako ter med pogostim mešanjem kuhajte še približno 5 minut, dokler zelje ne postane hrustljavo, mehko in aromatično.

Po vrhu potresemo sezamova semena in takoj postrežemo.

Dušena cvetača s sezamom

(Naredi se v približno 15 minutah | Za 4 porcije)

Na porcijo: kalorije: 217; Maščoba: 17g; ogljikovi hidrati: 13,2 g; Beljakovine: 7,1 g

Sestavine

1 skodelica zelenjavne juhe

1 ½ kilograma vrtnic cvetače

4 žlice oljčnega olja

2 drobnjaka, drobno narezana

4 stroki česna, sesekljani

Morska sol in sveže mlet črni poper po okusu

2 žlici sezamovih semen, rahlo opečenih

Naslovi

V veliki ponvi zavrite zelenjavno osnovo; nato dodajte cvetačo in kuhajte približno 6 minut ali dokler se vilice ne zmehčajo; rezervacija.

Nato segrejte oljčno olje, dokler ne začne cvrčati; zdaj pražite čebulo in česen približno 1 minuto ali dokler ne postaneta mehka in aromatična.

Dodajte rezervirano cvetačo, nato sol in črni poper; še naprej dušite približno 5 minut ali dokler se ne segreje

Okrasite s popečenimi sezamovimi semeni in takoj postrezite. Dober tek!

sladek korenčkov pire

(Naredi se v približno 25 minutah | Za 4 porcije)

Na porcijo: kalorije: 270; Maščoba: 14,8g; ogljikovi hidrati: 29,2g; Beljakovine: 4,5 g

Sestavine

1 ½ kilograma sesekljanega korenja

3 žlice veganskega masla

1 skodelica narezane šalotke

1 žlica javorjevega sirupa

1/2 čajne žličke česna v prahu

1/2 čajne žličke mletega pimenta

morska sol, po okusu

1/2 skodelice sojine omake

2 žlici sesekljanega svežega koriandra

Naslovi

Korenje dušimo približno 15 minut, dokler ni zelo mehko; dobro odcedite.

V ponvi stopite maslo, da porjavi. Zdaj zmanjšajte ogenj, da ohranite enakomerno cvrčanje.

Sedaj skuhajte mlado čebulo do mehkega. Mešajte javorjev sirup, česen v prahu, mlete nageljnove žbice, sol in sojino omako približno 10 minut ali dokler ne karamelizira.

Dodajte karameliziran drobnjak v predelovalec hrane; dodajte korenje in sestavine za pire, dokler se dobro ne združijo.

Postrezite okrašeno s svežim koriandrom. Uživajte!

Pečena repa

(Naredi se v približno 15 minutah | Za 4 porcije)

Na porcijo: Kalorije: 140; Maščoba: 8,8g; ogljikovi hidrati: 13 g; Beljakovine: 4,4 g

Sestavine

2 žlici oljčnega olja

1 narezana čebula

2 stroka česna, narezana na rezine

1 ½ funta repe, očiščene in narezane

1/4 skodelice zelenjavne juhe

1/4 skodelice suhega belega vina

1/2 čajne žličke posušenega origana

1 čajna žlička posušenih peteršiljevih kosmičev

Košer sol in mleti črni poper po okusu

Naslovi

V ponvi na zmernem ognju segrejte olivno olje.

Zdaj pražite čebulo 3-4 minute ali dokler ni mehka in prosojna. Dodajte česen in nadaljujte s kuhanjem še 30 sekund, da zadiši.

Dodajte zeleno repo, juho, vino, origano in peteršilj; nadaljujte s praženjem še 6 minut ali dokler popolnoma ne oveni.

Po okusu začinite s soljo in črnim poprom ter postrezite vroče. Dober tek!

Yukon Gold pire krompir

(Naredi se v približno 25 minutah | Za 5 porcij)

Na porcijo: kalorije: 221; Maščoba: 7,9g; ogljikovi hidrati: 34,1 g; Beljakovine: 4,7 g

Sestavine

2 funta krompirja Yukon Gold, olupljenega in narezanega na kocke

1 strok česna, stisnjen

Morska sol in kosmiči rdeče paprike po okusu

3 žlice veganskega masla

1/2 skodelice sojinega mleka

2 žlici narezanega drobnjaka

Naslovi

Krompir prelijemo s centimetrom ali dvema hladne vode. Krompir kuhamo v rahlo vreli vodi približno 20 minut.

Nato pretlačite krompir skupaj s česnom, soljo, rdečo papriko, maslom in mlekom, dokler ne dosežete želene gostote.

Postrežemo okrašeno s svežim drobnjakom. Dober tek!

Dišeča pečena blitva

(Naredi se v približno 15 minutah | Za 4 porcije)

Na porcijo: Kalorije: 124; Maščoba: 6,7 g; ogljikovi hidrati: 11,1 g; Beljakovine: 5g

Sestavine

2 žlici veganskega masla

1 drobno sesekljano čebulo

2 stroka česna, narezana na rezine

Morska sol in mleti črni poper, za začimbe

1 ½ funta blitve, narezane na koščke, brez trdih stebel

1 skodelica zelenjavne juhe

1 lovorjev list

1 vejica timijana

2 vejici rožmarina

1/2 čajne žličke gorčičnih semen

1 čajna žlička semen zelene

Naslovi

V ponvi na srednje močnem ognju stopite vegansko maslo.

Nato pražite čebulo približno 3 minute ali dokler ni mehka in prosojna; pražite česen približno 1 minuto, da zadiši.

Dodajte preostale sestavine in zavrite; pokrito dušite približno 10 minut oziroma dokler se vse ne zmehča. Dober tek!

Klasične pečene paprike

(Naredi se v približno 15 minutah | 2 porciji)

Na porcijo: Kalorije: 154; Maščoba: 13,7 g; ogljikovi hidrati: 2,9 g; Beljakovine: 0,5 g

Sestavine

3 žlice oljčnega olja

4 paprike, očiščene in narezane na trakove

2 stroka česna, drobno sesekljana

Sol in sveže mlet črni poper po okusu.

1 čajna žlička kajenskega popra

4 žlice suhega belega vina

2 žlici svežega koriandra, sesekljanega

Naslovi

V ponvi na srednje močnem ognju segrejte olje.

Ko je vroča, papriko dušite približno 4 minute ali dokler ni mehka in dišeča. Nato približno 1 minuto pražite česen, da zadiši.

Dodajte sol, črni poper in kajenski poper; nadaljujte s praženjem in dodajte vino še približno 6 minut, dokler se ne zmehča in skuha.

Okusite in prilagodite začimbe. Prelijte s svežim koriandrom in postrezite. Dober tek!

Pire iz koreninske zelenjave

(Naredi se v približno 25 minutah | Za 5 porcij)

Na porcijo: kalorije: 207; Maščoba: 9,5g; ogljikovi hidrati: 29,1 g; Beljakovine: 3 g

Sestavine

1 kilogram rdečega krompirja olupimo in narežemo na kocke

1/2 funta pastinaka, obrezanega in narezanega na kocke

1/2 funta korenja, narezanega in narezanega na kocke

4 žlice veganskega masla

1 čajna žlička posušenega origana

1/2 čajne žličke posušenega kopra

1/2 čajne žličke posušenega majarona

1 čajna žlička posušene bazilike

Naslovi

Zelenjavo pokrijte z vodo za 1 cm. Zavremo in kuhamo približno 25 minut, dokler se ne zmehča; teči navzdol.

Zelenjavo pretlačimo z ostalimi sestavinami, po potrebi dolijemo tekočino od kuhanja.

Postrezite vroče in uživajte!

. pečena buča

(Naredi se v približno 25 minutah | Za 4 porcije)

Na porcijo: kalorije: 247; Maščoba: 16,5g; ogljikovi hidrati: 23,8 g; Beljakovine: 4,3 g

Sestavine

4 žlice oljčnega olja

1/2 čajne žličke mlete kumine

1/2 čajne žličke mletega pimenta

1 ½ kilograma maslene buče, olupljene, izrezane iz sredice in narezane na kocke

1/4 skodelice suhega belega vina

2 žlici temne sojine omake

1 čajna žlička gorčičnih semen

1 čajna žlička paprike

Morska sol in mleti črni poper po okusu

Naslovi

Začnite s predgretjem pečice na 420 F. Bučo prelijemo z ostalimi sestavinami.

Bučo pecite na žaru približno 25 minut ali dokler ni mehka in karamelizirana.

Postrezite vroče in uživajte!

Pečene Cremini gobe

(Naredi se v približno 10 minutah | 4 porcije)

Na porcijo: Kalorije: 197; Maščoba: 15,5g; ogljikovi hidrati: 8,8 g; Beljakovine: 7,3 g

Sestavine

4 žlice oljčnega olja

4 žlice mlete šalotke

2 stroka česna, drobno sesekljana

1 ½ kilograma narezanih gob cremini

1/4 skodelice suhega belega vina

Morska sol in mleti črni poper po okusu

Naslovi

V ponvi na zmernem ognju segrejte olivno olje.

Zdaj dušite šalotko 3-4 minute ali dokler ni mehka in prosojna. Dodajte česen in nadaljujte s kuhanjem še 30 sekund, da zadiši.

Dodajte gobe Cremini, vino, sol in črni poper; pražimo še 6 minut, da gobe rahlo porjavijo.

Dober tek!

Pečeni šparglji s sezamom

(Naredi se v približno 25 minutah | Za 4 porcije)

Na porcijo: kalorije: 215; Maščoba: 19,1 g; ogljikovi hidrati: 8,8 g; Beljakovine: 5,6 g

Sestavine

1 ½ kilograma narezanih špargljev

4 žlice ekstra deviškega oljčnega olja

Morska sol in mleti črni poper po okusu

1/2 čajne žličke posušenega origana

1/2 čajne žličke posušene bazilike

1 čajna žlička zdrobljene rdeče paprike

4 žlice sezama

2 žlici svežega drobnjaka, sesekljanega

Naslovi

Začnite s predgretjem pečice na 400 stopinj F. Nato pekač obložimo s papirjem za peko.

Šparglje potresemo z oljčnim oljem, soljo, črnim poprom, origanom, baziliko in kosmiči rdeče paprike. Zdaj šparglje v eni plasti položite na pripravljen pekač.

Šparglje pečemo na žaru približno 20 minut.

Po špargljih potresemo sezamova semena in jih kuhamo še 5 minut ali dokler šparglji ne postanejo hrustljavi in sezamova semena rahlo porjavijo.

Okrasite s svežim drobnjakom in postrezite vroče. Dober tek!

Grška enolončnica iz jajčevcev

(Naredi se v približno 15 minutah | Za 4 porcije)

Na porcijo: kalorije: 195; Maščoba: 16,1 g; ogljikovi hidrati: 13,4 g; Beljakovine: 2,4g

Sestavine

4 žlice oljčnega olja

1 ½ kilograma olupljenih in narezanih jajčevcev

1 čajna žlička mletega česna

1 zdrobljen paradižnik

Morska sol in mleti črni poper po okusu

1 čajna žlička kajenskega popra

1/2 čajne žličke posušenega origana

1/4 čajne žličke mletih lovorovih listov

2 unči oliv Kalamata, izkoščičenih in narezanih

Naslovi

V ponvi na srednje močnem ognju segrejte olje.

Nato jajčevce kuhajte na pari približno 9 minut ali dokler niso mehki.

Dodajte preostale sestavine, pokrijte in kuhajte še 2-3 minute ali dokler niso kuhane. Postrezite toplo.

keto cvetačni riž

(Naredi se v približno 10 minutah | 5 obrokov)

Na porcijo: Kalorije: 135; Maščoba: 11,5 g; ogljikovi hidrati: 7,2 g; Beljakovine: 2,4g

Sestavine

2 srednji glavi cvetače, stebla in liste odstranimo

4 žlice ekstra deviškega oljčnega olja

4 stroki česna, stisnjeni

1/2 čajne žličke zdrobljenih kosmičev rdeče paprike

Morska sol in mleti črni poper po okusu

1/4 skodelice sesekljanega ploščatega peteršilja

Naslovi

Cvetačo stepamo v kuhinjskem robotu z rezilom S, dokler ne postane "riž".

V ponvi na srednje močnem ognju segrejte olivno olje. Ko zavre, kuhajte česen, dokler ne zadiši, oziroma približno 1 minuto.

Dodajte cvetačni riž, rdečo papriko, sol in črni poper ter pražite še 7-8 minut.

Okusite, začinite in okrasite s svežim peteršiljem. Dober tek!

Enostaven česnov ohrovt

(Naredi se v približno 10 minutah | 4 porcije)

Na porcijo: kalorije: 217; Maščoba: 15,4 g; ogljikovi hidrati: 16,1 g; Beljakovine: 8,6 g

Sestavine

4 žlice oljčnega olja

4 stroki česna, sesekljani

1 ½ funta svežega ohrovta, trda stebla in rebra odstranimo, narežemo na kose

1 skodelica zelenjavne juhe

1/2 čajne žličke semen kumine

1/2 čajne žličke posušenega origana

1/2 čajne žličke paprike

1 čajna žlička čebule v prahu

Morska sol in mleti črni poper po okusu

Naslovi

V ponvi na zmernem ognju segrejte olivno olje. Zdaj pražite česen približno 1 minuto ali dokler ne zadiši.

Dodamo ohrovt, postopoma dodajamo zelenjavno juho; premešajte, da pospešite enakomerno kuhanje.

Zavremo, dodamo začimbe in pustimo kuhati 5-6 minut, da listi ohrovta ovenijo.

Postrezite vroče in uživajte!

Dušene artičoke v limoni in oljčnem olju

(Naredi se v približno 35 minutah | Za 4 porcije)

Na porcijo: kalorije: 278; Maščoba: 18,2 g; ogljikovi hidrati: 27 g; Beljakovine: 7,8 g

Sestavine

1 ½ skodelice vode

2 sveže stisnjeni limoni

2 kg artičok, narezanih, s trdimi zunanjimi listi in brez zadušitve

1 pest svežega italijanskega peteršilja

2 vejici timijana

2 vejici rožmarina

2 lovorjeva lista

2 stroka česna, drobno sesekljana

1/3 skodelice olivnega olja

Morska sol in mleti črni poper po okusu

1/2 čajne žličke kosmičev rdeče paprike

Naslovi

Napolnite lonec z vodo in dodajte limonin sok. Očiščene artičoke položimo v skledo tako, da so popolnoma potopljene.

V drugi manjši skledici dobro premešamo zelišča in česen. Artičoke natrite z mešanico zelišč.

V ponev vlijemo limonino vodo in oljčno olje; dodajte artičoke v ponev. Zmanjšajte ogenj in pokrito kuhajte približno 30 minut, dokler artičoke ne postanejo hrustljave in mehke.

Ob serviranju artičoke pokapamo s kuhanim sokom, začinimo s soljo, črnim poprom in kosmiči rdeče paprike. Dober tek!

Pečeno korenje s česnom in rožmarinom

(Naredi se v približno 25 minutah | Za 4 porcije)

Na porcijo: kalorije: 228; Maščoba: 14,2 g; ogljikovi hidrati: 23,8 g; Beljakovine: 2,8g

Sestavine

2 kg korenja, obreženega in po dolžini prepolovljenega

4 žlice oljčnega olja

2 žlici šampanjskega kisa

4 stroki česna, sesekljani

2 vejici rožmarina, sesekljani

Morska sol in mleti črni poper po okusu

4 žlice sesekljanih pinjol

Naslovi

Začnite s predgretjem pečice na 400 F.

Korenje premešajte z oljčnim oljem, kisom, česnom, rožmarinom, soljo in črnim poprom. V enem sloju jih položimo na pekač, obložen s papirjem za peko.

Korenje pečemo v ogreti pečici približno 20 minut do mehkega.

Korenje okrasite s pinjolami in takoj postrezite. Dober tek!

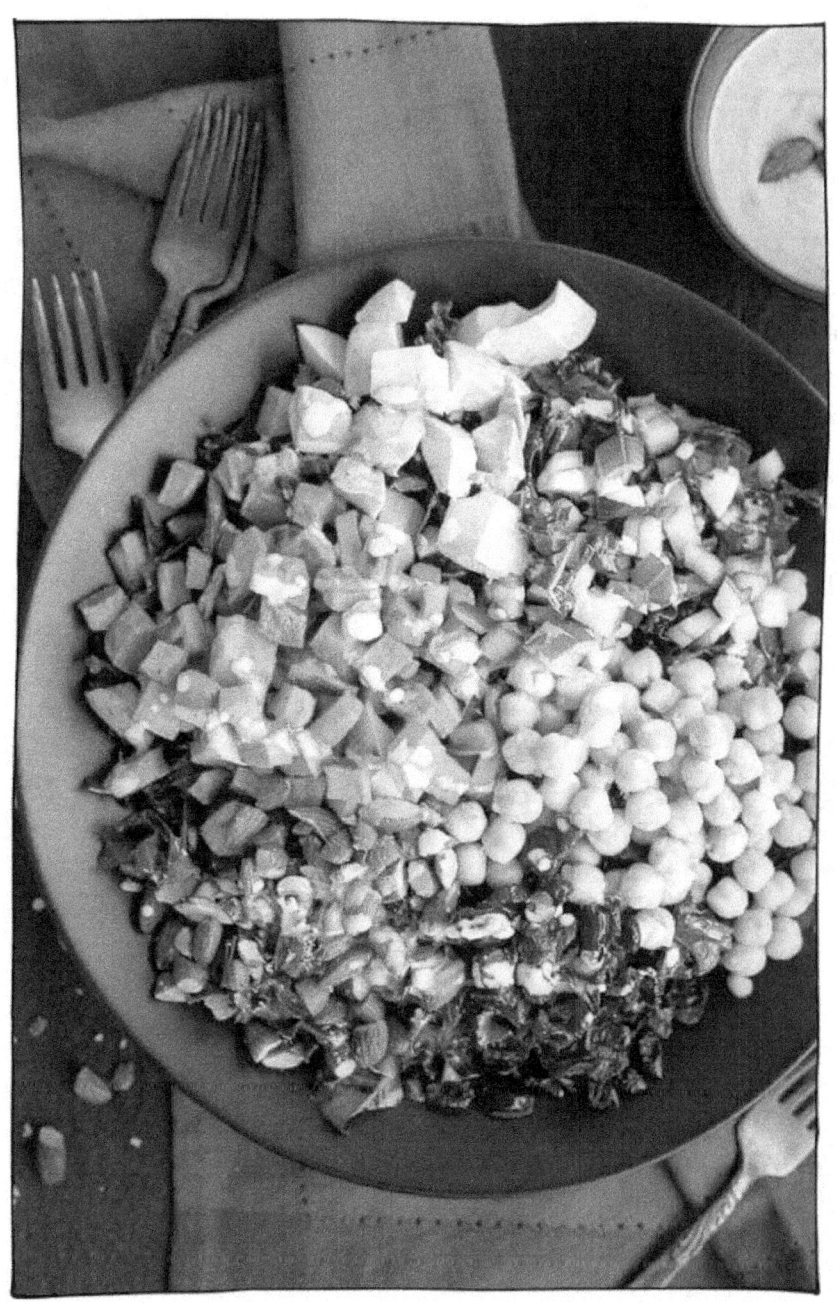

Stročji fižol na mediteranski način

(Naredi se v približno 20 minutah | Za 4 porcije)

Na porcijo: kalorije: 159; Maščoba: 8,8g; ogljikovi hidrati: 18,8 g; Beljakovine: 4,8 g

Sestavine

2 žlici oljčnega olja

1 rdeča paprika, brez semen in narezana na kocke

1 ½ kilograma stročjega fižola

4 stroki česna, sesekljani

1/2 čajne žličke gorčičnih semen

1/2 čajne žličke semen koromača

1 čajna žlička posušenega kopra

2 paradižnika, pasirana

1 skodelica zelene smetane

1 čajna žlička mešanice italijanskih zelišč

1 čajna žlička kajenskega popra

Sol in sveže mlet črni poper

Naslovi

V ponvi na zmernem ognju segrejte olivno olje. Ko se segreje, kuhajte papriko in stročji fižol približno 5 minut, občasno premešajte, da se enakomerno kuhata.

Dodajte česen, gorčična semena, semena koromača in koper ter pražite še 1 minuto ali dokler ne zadiši.

Dodajte pasiran paradižnik, smetano zelene, mešanico italijanskih zelišč, kajenski poper, sol in črni poper. Pokrijte in dušite približno 9 minut oziroma dokler se stročji fižol ne zmehča.

Okusite, začinite in postrezite vroče. Dober tek!

Pečena vrtna zelenjava

(Naredi se v približno 45 minutah | Za 4 porcije)

Na porcijo: kalorije: 311; Maščoba: 14,1 g; ogljikovi hidrati: 45,2 g; Beljakovine: 3,9 g

Sestavine

1 funt maslene buče, olupljene in narezane na 1-palčne koščke

4 sladke krompirje, olupljene in narezane na 1-palčne kose

1/2 skodelice korenja, olupljenega in narezanega na 1-palčne kose

2 srednji čebuli, narezani na obroče

4 žlice oljčnega olja

1 čajna žlička granuliranega česna

1 čajna žlička paprike

1 čajna žlička posušenega rožmarina

1 čajna žlička gorčičnih semen

Košer sol in sveže mlet črni poper po okusu

Naslovi

Začnite s predgretjem pečice na 420 F.

Zelenjavo zmešamo z olivnim oljem in začimbami. Položimo jih na pekač, obložen s peki papirjem.

Pečemo približno 25 minut. Zelenjavo premešamo in kuhamo še 20 minut.

Dober tek!

. Enostavno ocvrta koleraba

(Naredi se v približno 30 minutah | Za 4 porcije)

Na porcijo: kalorije: 177; Maščoba: 14 g; ogljikovi hidrati: 10,5 g; Beljakovine: 4,5 g

Sestavine

1 kilogram rutabaga čebule, olupljene in narezane

4 žlice oljčnega olja

1/2 čajne žličke gorčičnih semen

1 čajna žlička semen zelene

1 čajna žlička posušenega majarona

1 čajna žlička zmletega česna

Morska sol in mleti črni poper po okusu

2 žlici prehranskega kvasa

Naslovi

Začnite s predgretjem pečice na 450 F.

Rutabago premešajte z oljčnim oljem in začimbami, dokler ni dobro prekrita. Rutabage v enem sloju položimo na pekač, obložen s papirjem za peko.

Rutabagas pečemo v ogreti pečici približno 15 minut; premešamo in kuhamo še 15 minut.

Tople rutabage potresemo s kvasom in takoj postrežemo. Dober tek!

Cvetača s tahinijevo omako

(Naredi se v približno 10 minutah | 4 porcije)

Na porcijo: kalorije: 217; Maščoba: 13g; ogljikovi hidrati: 20,3 g; Beljakovine: 8,7g

Sestavine

1 skodelica vode

2 kg cvetov cvetače

Morska sol in mleti črni poper po okusu

3 žlice sojine omake

5 žlic tahinija

2 stroka česna, drobno sesekljana

2 žlici limoninega soka

Naslovi

V veliki ponvi zavrite vodo; nato dodajte cvetačo in kuhajte približno 6 minut ali dokler se vilice ne zmehčajo; odcedimo, začinimo s soljo in poprom ter zavremo.

V skledi dobro premešajte sojino omako, tahini, česen in limonin sok. Z omako prelijemo cvetove cvetače in postrežemo.

Dober tek!

Zeliščni in cvetačni pire

(Naredi se v približno 25 minutah | Za 4 porcije)

Na porcijo: kalorije: 167; Maščoba: 13g; ogljikovi hidrati: 11,3 g; Beljakovine: 4,4 g

Sestavine

1 ½ kilograma vrtnic cvetače

4 žlice veganskega masla

4 stroki česna, narezani

Morska sol in mleti črni poper po okusu

1/4 skodelice nesladkanega ovsenega mleka

2 žlici sesekljanega svežega peteršilja

Naslovi

Cvetače kuhajte na pari približno 20 minut; odstavite, da se ohladi.

V ponvi na srednje močnem ognju stopite vegansko maslo; zdaj pražite česen približno 1 minuto ali dokler ne zadiši.

Dodajte cvetove cvetače v kuhinjski robot, nato dodajte dušen česen, sol, črni poper in ovseno mleko. Pasirajte, dokler ni vse dobro premešano.

Okrasite s svežimi listi peteršilja in postrezite vroče. Dober tek!

Ponev z gobami s česnom in zelišči

(Naredi se v približno 10 minutah | 4 porcije)

Na porcijo: Kalorije: 207; Maščoba: 15,2 g; ogljikovi hidrati: 12,7 g; Beljakovine: 9,1 g

Sestavine

4 žlice veganskega masla

1 ½ kilograma jurčkov, prerezanih na pol

3 stroki mletega česna

1 čajna žlička posušenega origana

1 čajna žlička posušenega rožmarina

1 čajna žlička posušenih peteršiljevih kosmičev

1 čajna žlička posušenega majarona

1/2 skodelice suhega belega vina

Košer sol in mleti črni poper po okusu

Naslovi

V ponvi na zmernem ognju segrejte olivno olje.

Zdaj gobe kuhamo 3 minute oziroma dokler ne spustijo tekočine.

Dodajte česen in nadaljujte s kuhanjem še 30 sekund, da zadiši.

Dodamo začimbe in pražimo še 6 minut, da gobe rahlo porjavijo.

Dober tek!

V ponvi ocvrti šparglji

(Naredi se v približno 10 minutah | 4 porcije)

Na porcijo: kalorije: 142; Maščoba: 11,8 g; ogljikovi hidrati: 7,7 g; Beljakovine: 5,1 g

Sestavine

4 žlice veganskega masla

1 ½ kilograma drobno sesekljanih špargljev

1/2 čajne žličke mletih semen kumine

1/4 čajne žličke lovorovih listov, zmletih

Morska sol in mleti črni poper po okusu

1 čajna žlička svežega limoninega soka

Naslovi

V ponvi na zmernem ognju stopite vegansko maslo.

Šparglje pražimo približno 3-4 minute, občasno premešamo, da se enakomerno skuhajo.

Dodajte semena kumine, lovorjev list, sol in črni poper ter šparglje kuhajte še 2 minuti, dokler ne postanejo hrustljavi.

Šparglje pokapamo z limetinim sokom in postrežemo tople. Dober tek!

Korenčkov pire z ingverjem

(Naredi se v približno 25 minutah | Za 4 porcije)

Na porcijo: Kalorije: 187; Maščoba: 8,4 g; ogljikovi hidrati: 27,1 g; Beljakovine: 3,4 g

Sestavine

2 kg narezanega korenja

2 žlici oljčnega olja

1 čajna žlička mlete kumine

Sol, mleti črni poper, po okusu

1/2 čajne žličke kajenskega popra

1/2 žličke olupljenega in mletega ingverja

1/2 skodelice polnomastnega mleka

Naslovi

Začnite s predgretjem pečice na 400 F.

Korenje potresemo z oljčnim oljem, kumino, soljo, črnim poprom in kajenskim poprom. V enem sloju jih položimo na pekač, obložen s papirjem za peko.

Korenje pecite v ogreti pečici približno 20 minut, da hrustljavo zapeče.

Dodajte praženo korenje, ingver in mleko v predelovalec hrane; sestavine dobro premešamo.

Dober tek!

Ocvrte artičoke na mediteranski način

(Naredi se v približno 50 minutah | Za 4 porcije)

Na porcijo: kalorije: 218; Maščoba: 13g; ogljikovi hidrati: 21,4 g; Beljakovine: 5,8 g

Sestavine

4 artičoke, obrezane, odstranjene trde zunanje liste in stebla, razpolovljene

2 sveže stisnjeni limoni

4 žlice ekstra deviškega oljčnega olja

4 stroki česna, sesekljani

1 čajna žlička svežega rožmarina

1 čajna žlička sveže bazilike

1 čajna žlička svežega peteršilja

1 čajna žlička svežega origana

Kosmiči morske soli in mlet črni poper po okusu

1 čajna žlička rdeče paprike

1 čajna žlička paprike

Naslovi

Začnite s predgretjem pečice na 395 stopinj F. Površino artičoke natrite z limoninim sokom.

V manjši posodici dobro premešamo česen z zelišči in začimbami.

Polovice artičok položite na pekač, obložen s pergamentnim papirjem, s prerezano stranjo navzgor. Artičoke enakomerno premažite z olivnim oljem. Vdolbinice napolnite z mešanico česna in začimb.

Pečemo približno 20 minut. Zdaj jih pokrijemo z aluminijasto folijo in pečemo še 30 minut. Postrezite vroče in uživajte!

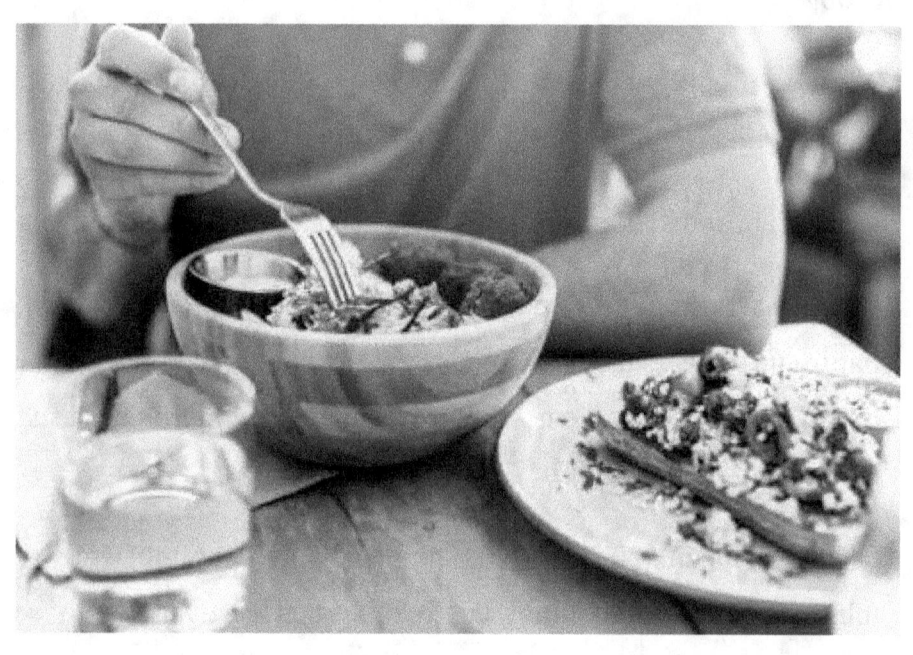

Po tajsko kuhan ohrovt

(Naredi se v približno 10 minutah | 4 porcije)

Na porcijo: Kalorije: 165; Maščoba: 9,3g; ogljikovi hidrati: 16,5 g; Beljakovine: 8,3 g

Sestavine

1 skodelica vode

1 ½ funta ohrovta, odstranjenim trdim steblom in rebrom, narezanemu na kocke

2 žlici sezamovega olja

1 čajna žlička sveže stisnjenega česna

1 čajna žlička ingverja, olupljenega in mletega

1 tajski čili, mlet

1/2 čajne žličke kurkume v prahu

1/2 skodelice kokosovega mleka

Košer sol in mleti črni poper po okusu

Naslovi

V veliki kozici hitro zavrite vodo. Dodajte ohrovt in kuhajte, dokler ne postekleni, približno 3 minute. Odcedite, sperite in ožemite, da se posuši.

Ponev obrišite s papirnato brisačo in na srednjem ognju segrejte sezamovo olje. Ko je vroče, kuhajte česen, ingver in čili približno 1 minuto, da zadišijo.

Dodajte ohrovt in kurkumo v prahu ter kuhajte še 1 minuto ali dokler se ne segreje.

Postopoma dodajte kokosovo mleko, sol in črni poper; dušite še toliko časa, da se tekočina zgosti. Okusite, začinite in postrezite vroče. Dober tek!

Svilnat pire iz rutabage

(Naredi se v približno 30 minutah | Za 4 porcije)

Na porcijo: Kalorije: 175; Maščoba: 12,8 g; ogljikovi hidrati: 12,5 g; Beljakovine: 4,1g

Sestavine

1 ½ funta rutabagas, olupljenih in narezanih na kocke

4 žlice veganskega masla

Morska sol in sveže mlet črni poper po okusu

1/2 čajne žličke semen kumine

1/2 čajne žličke koriandrovih semen

1/2 skodelice sojinega mleka

1 čajna žlička svežega kopra

1 čajna žlička svežega peteršilja

Naslovi

Rutabagas kuhajte v vreli slani vodi, dokler se ne zmehčajo, približno 30 minut; teči navzdol.

Rutabage pretlačite z veganskim maslom, soljo, črnim poprom, semeni kumine in semeni koriandra.

Sestavine zmešamo s paličnim mešalnikom, po malem dodajamo mleko. Po vrhu posujte s svežim koprom in peteršiljem. Dober tek!

Dušena špinačna krema

(Naredi se v približno 15 minutah | Za 4 porcije)

Na porcijo: kalorije: 146; Maščoba: 7,8g; ogljikovi hidrati: 15,1 g; Beljakovine: 8,3 g

Sestavine

2 žlici veganskega masla

1 drobno sesekljano čebulo

1 čajna žlička mletega česna

1 ½ skodelice zelenjavne juhe

2 kg špinače, narezane na koščke

Morska sol in mleti črni poper po okusu

1/4 čajne žličke posušenega kopra

1/4 čajne žličke gorčičnih semen

1/2 čajne žličke semen zelene

1 čajna žlička kajenskega popra

1/2 skodelice ovsenega mleka

Naslovi

V ponvi na srednje močnem ognju stopite vegansko maslo.

Nato pražite čebulo približno 3 minute ali dokler ni mehka in prosojna. Nato približno 1 minuto pražite česen, da zadiši.

Dodajte juho in špinačo ter zavrite.

Ogenj zmanjšajte. Dodamo začimbe in kuhamo še 5 minut.

Dodamo mleko in kuhamo še 5 minut. Dober tek!

Dišeča pečena koleraba

(Naredi se v približno 10 minutah | 4 porcije)

Na porcijo: kalorije: 137; Maščoba: 10,3 g; ogljikovi hidrati: 10,7 g; Beljakovine: 2,9 g

Sestavine

3 žlice sezamovega olja

1 ½ funta rutabagas, olupljenih in narezanih na kocke

1 čajna žlička mletega česna

1/2 čajne žličke posušene bazilike

1/2 čajne žličke posušenega origana

Morska sol in mleti črni poper po okusu

Naslovi

V ponvi proti prijemanju segrejte sezamovo olje. Ko so rutabage segrete, jih cvremo približno 6 minut.

Dodajte česen, baziliko, origano, sol in črni poper. Nadaljujte s kuhanjem še 1-2 minuti.

Postrezite toplo. Dober tek!

Klasično dušeno zelje

(Naredi se v približno 20 minutah | Za 4 porcije)

Na porcijo: Kalorije: 197; Maščoba: 14,3 g; ogljikovi hidrati: 14,8 g; Beljakovine: 4 g

Sestavine

4 žlice sezamovega olja

1 mleta šalotka

2 stroka česna, drobno sesekljana

2 lovorjeva lista

1 skodelica zelenjavne juhe

1 ½ kilograma škrlatnega zelja narezanega na rezine

1 čajna žlička rdeče paprike

Morska sol in črni poper po okusu.

Naslovi

V ponvi na srednjem ognju segrejte sezamovo olje. Ko je šalotka vroča, jo kuhajte 3-4 minute in občasno premešajte, da se enakomerno kuha.

Dodajte česen in lovorjev list ter pražite še 1 minuto ali dokler ne zadiši.

Dodajte juho, kosmiče rdeče paprike, sol in črni poper ter pokrito dušite približno 12 minut ali dokler se zelje ne zmehča.

Okusite, začinite in postrezite vroče. Dober tek!

Dušeno korenje s sezamom

(Naredi se v približno 10 minutah | 4 porcije)

Na porcijo: kalorije: 244; Maščoba: 16,8g; ogljikovi hidrati: 22,7g; Beljakovine: 3,4 g

Sestavine

1/3 skodelice zelenjavne juhe

2 kg korenja narežemo in narežemo na kolobarje

4 žlice sezamovega olja

1 čajna žlička mletega česna

Himalajska sol in sveže mlet črni poper po okusu

1 čajna žlička kajenskega popra

2 žlici sesekljanega svežega peteršilja

2 žlici sezama

Naslovi

V veliki ponvi zavrite zelenjavno osnovo. Ogenj zmanjšajte na srednje nizko. Dodajte korenje in pokrito kuhajte približno 8 minut, dokler korenje ne postane hrustljavo in mehko.

Na srednje močnem ognju segrejte sezamovo olje; zdaj dušite česen 30 sekund ali dokler ne zadiši. Dodajte sol, črni poper in kajenski poper.

V majhni ponvi pražite sezamova semena 1 minuto ali dokler ne zadišijo in zlato rjavo.

Ko postrežemo, pečeno korenje okrasimo s peteršiljem in popraženim sezamom. Dober tek!

Pečeno korenje s tahinijevo omako

(Naredi se v približno 25 minutah | Za 4 porcije)

Na porcijo: kalorije: 365; Maščoba: 23,8 g; ogljikovi hidrati: 35,3 g; Beljakovine: 6,1 g

Sestavine

2 ½ funta korenja, opranega, očiščenega in po dolžini prerezanega na pol

4 žlice oljčnega olja

Morska sol in mleti črni poper po okusu

DIP:

4 žlice tahinija

1 čajna žlička stisnjenega česna

2 žlici belega kisa

2 žlici sojine omake

1 čajna žlička delikatesne gorčice

1 čajna žlička agavinega sirupa

1/2 čajne žličke semen kumine

1/2 čajne žličke posušenega kopra

Naslovi

Začnite s predgretjem pečice na 400 F.

Korenje potresemo z oljčnim oljem, soljo in črnim poprom. V enem sloju jih položimo na pekač, obložen s papirjem za peko.

Korenje pecite v ogreti pečici približno 20 minut, da hrustljavo zapeče.

Medtem vse sestavine omake dobro premešamo.

Postrezite korenje z omako za namakanje. Dober tek!

Pečena cvetača z zelišči

(Naredi se v približno 30 minutah | Za 4 porcije)

Na porcijo: Kalorije: 175; Maščoba: 14 g; ogljikovi hidrati: 10,7 g; Beljakovine: 3,7g

Sestavine

1 ½ kilograma vrtnic cvetače

1/4 skodelice olivnega olja

4 celi stroki česna

1 žlica sveže bazilike

1 žlica svežega koriandra

1 žlica svežega origana

1 žlica svežega rožmarina

1 žlica svežega peteršilja

Morska sol in mleti črni poper po okusu

1 čajna žlička rdeče paprike

Naslovi

Začnite s predgretjem pečice na 425 stopinj F. Cvetačo prelijemo z oljčnim oljem in položimo na pekač, obložen s pergamentnim papirjem.

Nato približno 20 minut pražimo cvetke cvetače; zmešamo s česnom in začimbami ter kuhamo še 10 minut.

Postrezite toplo. Dober tek!

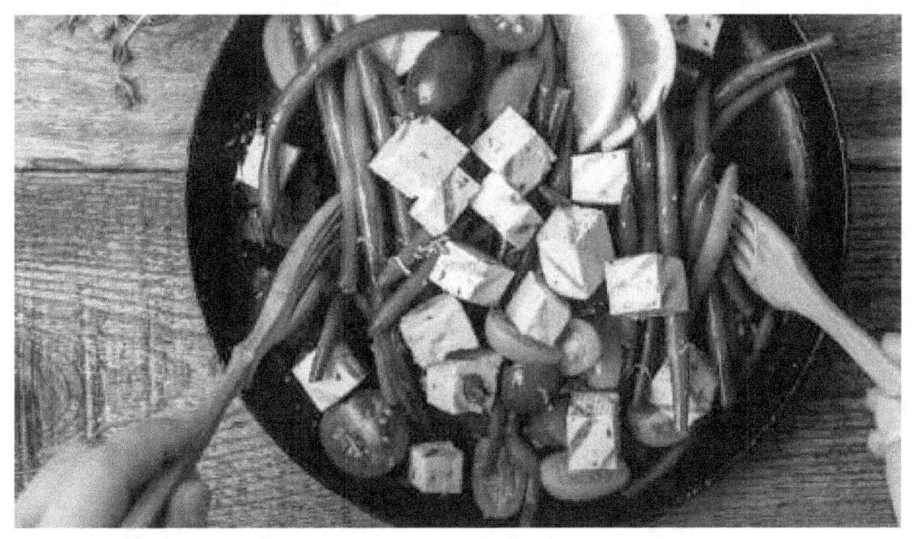

Kremni pire iz brokolija in rožmarina

(Naredi se v približno 15 minutah | Za 4 porcije)

Na porcijo: Kalorije: 155; Maščoba: 9,8g; ogljikovi hidrati: 14,1 g; Beljakovine: 5,7 g

Sestavine

1 ½ funta cvetov brokolija

3 žlice veganskega masla

4 stroki česna, sesekljani

2 vejici svežega rožmarina, lističe odstranimo in nasekljamo

Morska sol in rdeča paprika po okusu

1/4 skodelice nesladkanega sojinega mleka

Naslovi

Cvetove brokolija kuhajte na pari približno 10 minut; odstavite, da se ohladi.

V ponvi na srednje močnem ognju stopite vegansko maslo; zdaj pražite česen in rožmarin približno 1 minuto ali dokler ne zadišita.

Dodajte cvetove brokolija v kuhinjski robot, nato dodajte mešanico praženega česna/rožmarina, sol, poper in mleko. Pasirajte, dokler ni vse dobro premešano.

Po želji okrasite z dodatnimi svežimi zelišči in postrezite vroče. Dober tek!

Enostavna ponev z blitvo

(Naredi se v približno 15 minutah | Za 4 porcije)

Na porcijo: Kalorije: 169; Maščoba: 11,1 g; ogljikovi hidrati: 14,9 g; Beljakovine: 6,3 g

Sestavine

3 žlice oljčnega olja

1 šalotka, narezana na tanke rezine

1 rdeča paprika, brez semen in narezana na kocke

4 stroki česna, sesekljani

1 skodelica zelenjavne juhe

2 kg blitve brez trdih stebel narežemo na koščke

Morska sol in mleti črni poper po okusu

Naslovi

V ponvi na srednje močnem ognju segrejte olivno olje.

Nato dušite šalotko in papriko približno 3 minute ali dokler se ne zmehčata. Nato približno 1 minuto pražite česen, da zadiši.

Dodamo juho in blitvo ter zavremo. Ogenj zmanjšamo na nizko in kuhamo še 10 minut.

Po okusu začinite s soljo in črnim poprom ter postrezite vroče. Dober tek!

Dušen ohrovt v vinu

(Naredi se v približno 10 minutah | 4 porcije)

Na porcijo: kalorije: 205; Maščoba: 11,8 g; ogljikovi hidrati: 17,3 g; Beljakovine: 7,6 g

Sestavine

1/2 skodelice vode

1 ½ kilograma ohrovta

3 žlice oljčnega olja

4 žlice sesekljanega drobnjaka

4 stroki česna, sesekljani

1/2 skodelice suhega belega vina

1/2 čajne žličke gorčičnih semen

Košer sol in mleti črni poper po okusu

Naslovi

V veliki ponvi zavrite vodo. Dodajte ohrovt in kuhajte, dokler ne postekleni, približno 3 minute. Odcedite in posušite.

Ponev obrišite s papirnato brisačo in na zmernem ognju segrejte olivno olje. Ko se segreje, kuhajte česen in česen, dokler ne zadišita, približno 2 minuti.

Dodamo vino, razredčeno z ohrovtom, gorčičnimi semeni, soljo, črnim poprom; nadaljujte s kuhanjem pokrito še 5 minut ali dokler se ne segreje.

Razdelite v posamezne sklede in postrezite vroče. Dober tek!

francoski fižol zelenjava

(Naredi se v približno 10 minutah | 4 porcije)

Na porcijo: Kalorije: 197; Maščoba: 14,5g; ogljikovi hidrati: 14,4 g; Beljakovine: 5,4 g

Sestavine

1 ½ skodelice zelenjavne juhe

1 romski paradižnik, pasiran

1 ½ funta zelenega fižola, sesekljanega

4 žlice oljčnega olja

2 stroka česna, drobno sesekljana

1/2 čajne žličke rdeče paprike

1/2 čajne žličke semen kumine

1/2 čajne žličke posušenega origana

Morska sol in sveže mlet črni poper po okusu

1 žlica svežega limoninega soka

Naslovi

Zelenjavno juho in paradižnikovo mezgo zavremo. Dodajte Haricots Verts in kuhajte približno 5 minut, dokler niso Haricots Verts hrustljavo mehke; rezervacija.

Segrejte olivno olje v ponvi na srednje močnem ognju; pražite česen 1 minuto ali dokler ne zadiši.

Dodajte začimbe in rezerviran stročji fižol; kuhajte do mehkega, približno 3 minute.

Postrezite z nekaj kapljicami svežega limoninega soka. Dober tek!

masleni pire kolerabe

(Naredi se v približno 35 minutah | Za 4 porcije)

Na porcijo: Kalorije: 187; Maščoba: 13,6g; ogljikovi hidrati: 14 g; Beljakovine: 3,6 g

Sestavine

2 skodelici vode

1 ½ kilograma repe, olupljene in narezane na majhne koščke

4 žlice veganskega masla

1 skodelica ovsenega mleka

2 vejici svežega rožmarina, sesekljanega

1 žlica sesekljanega svežega peteršilja

1 čajna žlička ingver-česnove paste

Košer sol in sveže mlet črni poper

1 čajna žlička zdrobljene rdeče paprike

Naslovi

Zavrite vodo; Pristavimo na ogenj in kuhamo repo približno 30 minut; teči navzdol.

Kolerabo z mešalnikom pretlačite v pire z veganskim maslom, mlekom, rožmarinom, peteršiljem, ingverjevo-česnovo pasto, soljo, črnim poprom, kosmiči rdeče paprike, po potrebi dodajte tekočino za kuhanje.

Dober tek!

Pečene bučke z zelišči

(Naredi se v približno 10 minutah | 4 porcije)

Na porcijo: Kalorije: 99; Maščoba: 7,4 g; ogljikovi hidrati: 6 g; Beljakovine: 4,3 g

Sestavine

2 žlici oljčnega olja

1 narezana čebula

2 stroka česna, drobno sesekljana

1 ½ kilograma narezanih bučk

Morska sol in sveže mlet črni poper po okusu

1 čajna žlička kajenskega popra

1/2 čajne žličke posušene bazilike

1/2 čajne žličke posušenega origana

1/2 čajne žličke posušenega rožmarina

Naslovi

V ponvi na srednje močnem ognju segrejte olivno olje.

Ko je čebula vroča, jo pražimo približno 3 minute ali dokler se ne zmehča. Nato približno 1 minuto pražite česen, da zadiši.

Dodamo bučke skupaj z začimbami in pražimo še 6 minut do mehkega.

Okusite in prilagodite začimbe. Dober tek!

pire iz sladkega krompirja

(Naredi se v približno 20 minutah | Za 4 porcije)

Na porcijo: kalorije: 338; Maščoba: 6,9g; ogljikovi hidrati: 68g; Beljakovine: 3,7g

Sestavine

1 ½ kilograma sladkega krompirja, olupljenega in narezanega na kocke

2 žlici veganskega masla, stopljenega

1/2 skodelice agavinega sirupa

1 čajna žlička začimbe za bučno pito

Ščepec morske soli

1/2 skodelice kokosovega mleka

Naslovi

Sladki krompir prelijemo s centimetrom ali dvema hladne vode. Sladki krompir kuhajte v rahlo vreli vodi približno 20 minut; dobro odcedite.

Dodajte sladki krompir v skledo predelovalca hrane; dodajte vegansko maslo, agavin sirup, začimbe za bučno pito in sol.

Nadaljujte s pasiranjem in postopoma dodajajte mleko, dokler ni vse dobro premešano. Dober tek!

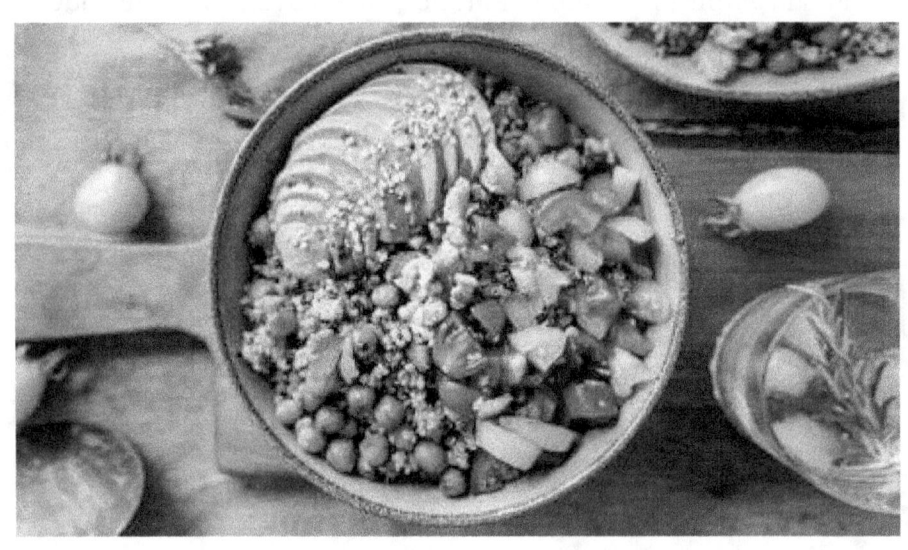

Tradicionalni indijski Rajma Dal

(Naredi se v približno 20 minutah | Za 4 porcije)

Na porcijo: kalorije: 269; Maščoba: 15,2 g; ogljikovi hidrati: 22,9 g; Beljakovine: 7,2g

Sestavine

3 žlice sezamovega olja

1 čajna žlička mletega ingverja

1 čajna žlička kuminovih semen

1 čajna žlička koriandrovih semen

1 velika čebula drobno sesekljana

1 steblo drobno sesekljane zelene

1 čajna žlička mletega česna

1 skodelica paradižnikove omake

1 čajna žlička garam masala

1/2 čajne žličke karija

1 majhna cimetova palčka

1 zelen čili, brez semen in zmlet

2 skodelici fižola v pločevinkah, odcejen

2 skodelici zelenjavne juhe

Košer sol in mleti črni poper po okusu

Naslovi

V ponvi na srednje močnem ognju segrejte sezamovo olje; zdaj dušite ingver, semena kumine in semena koriandra, dokler ne zadišijo ali približno 30 sekund.

Dodamo čebulo in zeleno ter kuhamo še 3 minute, dokler se ne zmehčata.

Dodamo česen in pražimo še 1 minuto.

Preostale sestavine zmešamo v ponev in na majhnem ognju zavremo. Nadaljujte s kuhanjem 10-12 minut ali dokler niso popolnoma kuhani. Postrezite vroče in uživajte!

solata iz rdečega fižola

(Pripravljeno v cca. 1 uri + čas hlajenja | 6 porcij)

Na porcijo: kalorije: 443; Maščoba: 19,2 g; ogljikovi hidrati: 52,2g; Beljakovine: 18,1 g

Sestavine

3/4 funta fižola, namočenega čez noč

2 papriki, sesekljani

1 korenček narežemo in naribamo

3 unče zamrznjenih ali konzerviranih koruznih zrn, odcejenih

3 zvrhane žlice sesekljanega drobnjaka

2 stroka česna, drobno sesekljana

1 rdeč čili, narezan

1/2 skodelice ekstra deviškega oljčnega olja

2 žlici jabolčnega kisa

2 žlici svežega limoninega soka

Morska sol in mleti črni poper po okusu

2 žlici sesekljanega svežega koriandra

2 žlici sesekljanega svežega peteršilja

2 žlici sesekljane sveže bazilike

Naslovi

Namočen fižol prelijemo s svežo hladno vodo in zavremo. Pustimo vreti približno 10 minut. Zmanjšajte toploto na nizko in nadaljujte s kuhanjem 50-55 minut ali dokler se ne zmehča.

Pustite, da se fižol popolnoma ohladi, nato pa ga preložite v solatno skledo.

Dodajte ostale sestavine in dobro premešajte. Dober tek!

Anasazi enolončnica iz fižola in zelenjave

(Naredi se v približno 1 uri | 3 porcije)

Na porcijo: kalorije: 444; Maščoba: 15,8g; ogljikovi hidrati: 58,2g; Beljakovine: 20,2 g

Sestavine

1 skodelica Anasazi fižola, namočenega čez noč in odcejenega

3 skodelice pečene zelenjavne juhe

1 lovor

1 vejica timijana, sesekljana

1 vejica rožmarina, sesekljana

3 žlice oljčnega olja

1 velika čebula drobno sesekljana

2 stebli zelene, sesekljani

2 korenčka, drobno sesekljana

2 papriki, brez semen in nasekljani

1 zelen čili, brez semen in zmlet

2 stroka česna, drobno sesekljana

Morska sol in mleti črni poper po okusu

1 čajna žlička kajenskega popra

1 čajna žlička paprike

Naslovi

Anasazi fižol in juho zavrite v ponvi. Ko zavre, zmanjšajte ogenj, da počasi vre. Dodajte lovorjev list, timijan in rožmarin; pustite kuhati približno 50 minut ali dokler se ne zmehča.

Medtem v loncu z debelim dnom na srednje močnem ognju segrejemo olivno olje. Zdaj pražite čebulo, zeleno, korenček in papriko približno 4 minute, dokler se ne zmehčajo.

Dodamo česen in pražimo še 30 sekund, da zadiši.

Praženo zmes vmešamo v kuhan fižol. Začinimo s soljo, črnim poprom, kajenskim poprom in papriko.

Med občasnim mešanjem kuhamo na majhnem ognju še 10 minut oziroma dokler ni vse kuhano. Dober tek!

Lahka in srčna Shakshuka

(Naredi se v približno 50 minutah | Za 4 porcije)

Na porcijo: kalorije: 324; Maščoba: 11,2 g; ogljikovi hidrati: 42,2g; Beljakovine: 15,8 g

Sestavine

2 žlici oljčnega olja

1 drobno sesekljano čebulo

2 papriki, sesekljani

1 poblano paprika, mleto

2 stroka česna, drobno sesekljana

2 paradižnika, pasirana

Morska sol in črni poper po okusu.

1 čajna žlička posušene bazilike

1 čajna žlička rdeče paprike

1 čajna žlička paprike

2 lovorjeva lista

1 skodelica čičerike, namočene čez noč, oprane in odcejene

3 skodelice zelenjavne juhe

2 žlici svežega koriandra, sesekljanega

Naslovi

V ponvi na zmernem ognju segrejte olivno olje. Ko je vroče, kuhajte čebulo, papriko in česen, dokler niso mehki in aromatični, približno 4 minute.

Dodajte paradižnik, paradižnikovo pasto, morsko sol, črni poper, baziliko, rdečo papriko, papriko in lovorjev list.

Zavremo in dodamo čičeriko ter zelenjavno osnovo. Kuhajte 45 minut ali dokler se ne zmehča.

Okusite in prilagodite začimbe. Shakshuko nalijte v posamezne sklede in postrezite okrašeno s svežim cilantrom. Dober tek!

staromoden čili

(Pripravljen v približno 1 uri 30 minutah | 4 porcije)

Na porcijo: kalorije: 514; Maščobe: 16,4 g; ogljikovi hidrati: 72 g; Beljakovine: 25,8 g

Sestavine

3/4 funta fižola, namočenega čez noč

2 žlici oljčnega olja

1 drobno sesekljano čebulo

2 papriki, sesekljani

1 drobno sesekljan rdeči čili

2 rebri sesekljane zelene

2 stroka česna, drobno sesekljana

2 lovorjeva lista

1 čajna žlička mlete kumine

1 čajna žlička drobno sesekljanega timijana

1 čajna žlička črnega popra

20 unč zdrobljenih paradižnikov

2 skodelici zelenjavne juhe

1 čajna žlička prekajene paprike

morska sol, po okusu

2 žlici sesekljanega svežega koriandra

1 avokado, izkoščičen, olupljen in narezan

Naslovi

Namočen fižol prelijemo s svežo hladno vodo in zavremo. Pustimo vreti približno 10 minut. Zmanjšajte toploto na nizko in nadaljujte s kuhanjem 50-55 minut ali dokler se ne zmehča.

V loncu z debelim dnom na srednjem ognju segrejte olivno olje. Ko se segreje, prepražimo čebulo, papriko in zeleno.

Česen, lovorov list, mleto kumino, timijan in črni poper pražite približno 1 minuto.

Dodamo na kocke narezan paradižnik, zelenjavno juho, papriko, sol in kuhan fižol. Pustite vreti, občasno premešajte, 25-30 minut ali dokler ni kuhano.

Postrezite okrašeno s svežim koriandrom in avokadom. Dober tek!

Preprosta solata iz rdeče leče

(Pripravljeno v cca. 20 minutah + čas ohlajanja | 3 porcije)

Na porcijo: Kalorije: 295; Maščoba: 18,8 g; ogljikovi hidrati: 25,2g; Beljakovine: 8,5 g

Sestavine

1/2 skodelice rdeče leče, namočene čez noč in odcejene

1 ½ skodelice vode

1 vejica rožmarina

1 lovorjev list

1 skodelica grozdnih paradižnikov, prepolovljena

1 kumara, narezana na tanke rezine

1 paprika, narezana na tanke rezine

1 strok mletega česna

1 čebula, drobno sesekljana

2 žlici svežega limetinega soka

4 žlice oljčnega olja

Morska sol in mleti črni poper po okusu

Naslovi

V ponev dodajte rdečo lečo, vodo, rožmarin in lovorjev list ter na močnem ognju zavrite. Nato odstavite z ognja in kuhajte še 20 minut oziroma dokler se ne zmehča.

Lečo damo v solatno skledo in pustimo, da se popolnoma ohladi.

Dodajte ostale sestavine in dobro premešajte. Postrezite pri sobni temperaturi ali hladno.

Dober tek!

Čičerikina solata na mediteranski način

(Pripravljeno v cca. 40 minutah + čas ohlajanja | 4 porcije)

Na porcijo: kalorije: 468; Maščoba: 12,5 g; ogljikovi hidrati: 73 g; Beljakovine: 21,8 g

Sestavine

2 skodelici čičerike, namočene čez noč in odcejene

1 perzijska kumara, narezana na rezine

1 skodelica češnjevih paradižnikov, prepolovljena

1 rdeča paprika, brez semen in narezana

1 zelena paprika, brez semen in narezana na rezine

1 čajna žlička delikatesne gorčice

1 čajna žlička koriandrovih semen

1 čajna žlička jalapeño popra, mletega

1 žlica svežega limoninega soka

1 žlica balzamičnega kisa

1/4 skodelice ekstra deviškega oljčnega olja

Morska sol in mleti črni poper po okusu

2 žlici sesekljanega svežega koriandra

2 žlici izkoščičenih in narezanih oliv Kalamata

Naslovi

V ponev položite čičeriko; pokrijte čičeriko z vodo za 2 cm. Naj zavre.

Takoj zmanjšajte temperaturo in nadaljujte s kuhanjem približno 40 minut ali dokler se ne zmehča.

Čičeriko prestavimo v solatno skledo. Dodajte ostale sestavine in dobro premešajte. Dober tek!

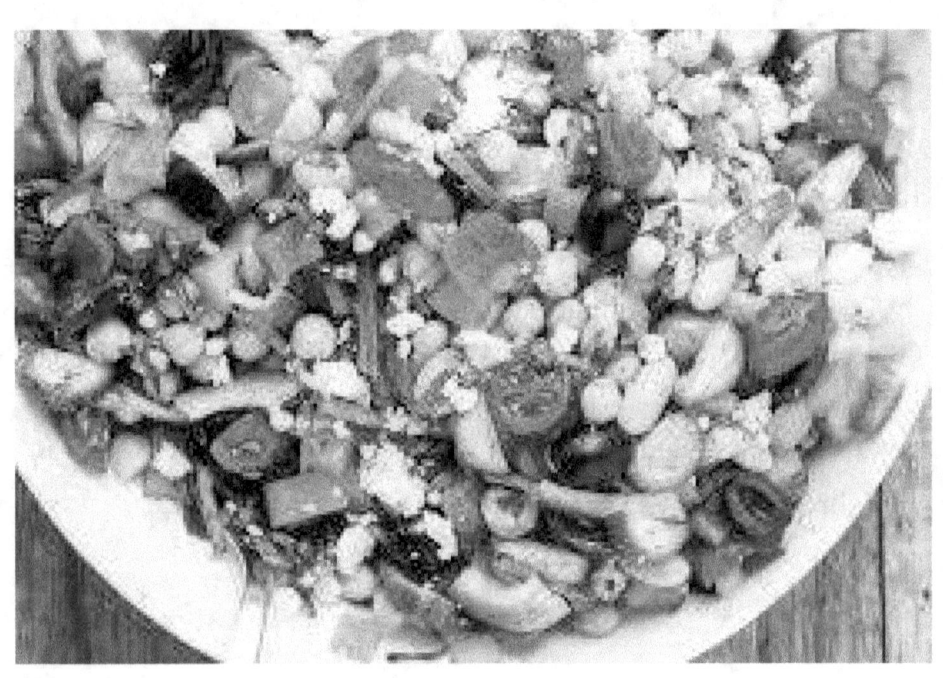

Tradicionalna toskanska fižolova enolončnica (Ribollita)

(Naredi se v približno 25 minutah | Za 5 porcij)

Na porcijo: kalorije: 388; Maščoba: 10,3 g; ogljikovi hidrati: 57,3 g; Beljakovine: 19,5 g

Sestavine

3 žlice oljčnega olja

1 srednje velik por, drobno narezan

1 list zelene, drobno sesekljan

1 bučka, narezana na kocke

1 italijanska paprika, narezana na rezine

3 stroki česna, sesekljani

2 lovorjeva lista

Košer sol in mleti črni poper po okusu

1 čajna žlička kajenskega popra

1 pločevinka (28 oz.) paradižnikov, zdrobljenih

2 skodelici zelenjavne juhe

2 (15 unč) pločevinki fižola, odcejen

2 skodelici ohrovta Lacinato, narezanega na kocke

1 skodelica crostinija

Naslovi

V loncu z debelim dnom na srednjem ognju segrejte olivno olje. Ko zavre, približno 4 minute dušite por, zeleno, bučke in poper.

Česen in lovorjev list pražimo približno 1 minuto.

Dodamo začimbe, paradižnik, juho in fižol iz pločevinke. Pustite kuhati, občasno premešajte, približno 15 minut ali dokler ni kuhano.

Dodamo ohrovt Lacinato in na majhnem ognju ob občasnem mešanju kuhamo še 4 minute.

Postrezite okrašeno s krostini. Dober tek!

Mešanica zelenjave in beluga leče

(Naredi se v približno 25 minutah | Za 5 porcij)

Na porcijo: kalorije: 382; Maščoba: 9,3g; ogljikovi hidrati: 59 g; Beljakovine: 17,2 g

Sestavine

3 žlice oljčnega olja

1 drobno sesekljano čebulo

2 papriki, brez semen in nasekljani

1 korenček, narezan in drobno sesekljan

1 pastinak, sesekljan in zmlet

1 čajna žlička mletega ingverja

2 stroka česna, drobno sesekljana

Morska sol in mleti črni poper po okusu

1 velika bučka, narezana na kocke

1 skodelica paradižnikove omake

1 skodelica zelenjavne juhe

1 ½ skodelice beluga leče, namočene čez noč in odcejene

2 skodelici blitve

Naslovi

V nizozemski pečici segrejte oljčno olje, dokler ne zacvrči. Zdaj prepražimo čebulo, papriko, korenček in pastinak do mehkega.

Dodamo ingver in česen ter pražimo še 30 sekund.

Zdaj dodajte sol, črni poper, bučke, paradižnikovo omako, zelenjavno osnovo in lečo; Dušimo 20 minut, da se vse dobro skuha.

dodajanje blitve; pokrijemo in dušimo še 5 minut. Dober tek!

Mehiške sklede s čičeriko

(Naredi se v približno 15 minutah | Za 4 porcije)

Na porcijo: Kalorije: 409; Maščoba: 13,5g; ogljikovi hidrati: 61,3 g; Beljakovine: 13,8 g

Sestavine

2 žlici sezamovega olja

1 drobno sesekljana rdeča čebula

1 mleta paprika habanero

2 stroka česna, nasekljana

2 papriki, brez semen in narezani na kocke

Morska sol in mleti črni poper

1/2 čajne žličke mehiškega origana

1 čajna žlička mlete kumine

2 zrela paradižnika, pretlačena

1 čajna žlička rjavega sladkorja

16 unč konzervirane čičerike, odcejene

4 tortilje iz moke (8 palcev)

2 žlici svežega koriandra, sesekljanega

Naslovi

V veliki ponvi na srednjem ognju segrejte sezamovo olje. Nato pražimo čebulo 2-3 minute ali dokler se ne zmehča.

Dodajte papriko in česen ter kuhajte še 1 minuto ali dokler ne zadiši.

Dodamo začimbe, paradižnik in rjavi sladkor ter zavremo. Takoj pristavite na majhen ogenj, dodajte čičeriko iz pločevinke in kuhajte še 8 minut oziroma dokler se ne segreje.

Tortilje popečemo in obložimo s pripravljeno čičerikino mešanico.

Prelijte s svežim cilantrom in takoj postrezite. Dober tek!

Indijski Dal Makhani

(Naredi se v približno 20 minutah | 6 obrokov)

Na porcijo: kalorije: 329; Maščoba: 8,5g; ogljikovi hidrati: 44,1 g; Beljakovine: 16,8 g

Sestavine

3 žlice sezamovega olja

1 velika čebula drobno sesekljana

1 paprika, brez semen in narezana

2 stroka česna, drobno sesekljana

1 žlica naribanega ingverja

2 zelena čilija, brez semen in narezana

1 čajna žlička kuminovih semen

1 lovor

1 čajna žlička kurkume v prahu

1/4 čajne žličke rdeče paprike

1/4 čajne žličke mletega pimenta

1/2 čajne žličke garam masale

1 skodelica paradižnikove omake

4 skodelice zelenjavne juhe

1 ½ skodelice črne leče, namočene čez noč in odcejene

4-5 curryjevih listov, za dekoracijo h

Naslovi

V ponvi na srednje močnem ognju segrejte sezamovo olje; zdaj pražite čebulo in papriko še 3 minute, dokler se ne zmehčata.

Dodajte česen, ingver, zelene čilije, semena kumine in lovorjev list; med pogostim mešanjem kuhajte še 1 minuto ali dokler ne zadiši.

Dodajte preostale sestavine razen curryjevih listov. Zdaj pa zakuhamo ogenj. Nadaljujte s kuhanjem še 15 minut ali dokler niso popolnoma kuhani.

Okrasite s curryjevimi listi in postrezite vroče!

Skleda za fižol v mehiškem slogu

(Pripravljeno v cca. 1 uri + čas hlajenja | 6 porcij)

Na porcijo: kalorije: 465; Maščoba: 17,9g; ogljikovi hidrati: 60,4 g; Beljakovine: 20,2 g

Sestavine

1 kg fižola, ki ga čez noč namočimo in odcedimo

1 skodelica konzerviranih koruznih zrn, odcejenih

2 pečeni papriki, narezani na rezine

1 čili, sesekljan

1 skodelica češnjevih paradižnikov, prepolovljena

1 drobno sesekljana rdeča čebula

1/4 skodelice svežega cilantra, sesekljanega

1/4 skodelice sesekljanega svežega peteršilja

1 čajna žlička mehiškega origana

1/4 skodelice rdečega vinskega kisa

2 žlici svežega limoninega soka

1/3 skodelice ekstra deviškega oljčnega olja

Morska sol in mleta črna sol po okusu

1 avokado, olupljen, brez koščic in narezan na rezine

Naslovi

Namočen fižol prelijemo s svežo hladno vodo in zavremo. Pustimo vreti približno 10 minut. Zmanjšajte toploto na nizko in nadaljujte s kuhanjem 50-55 minut ali dokler se ne zmehča.

Pustite, da se fižol popolnoma ohladi, nato pa ga preložite v solatno skledo.

Dodajte ostale sestavine in dobro premešajte. Postrezite pri sobni temperaturi.

Dober tek!

klasična italijanska mineštra

(Pripravljeno v cca. 30 minutah | 5 porcij)

Na porcijo: kalorije: 305; Maščoba: 8,6g; ogljikovi hidrati: 45,1 g; Beljakovine: 14,2 g

Sestavine

2 žlici oljčnega olja

1 velika čebula, narezana na kocke

2 narezana korenčka

4 stroki česna, sesekljani

1 skodelica paste za komolce

5 skodelic zelenjavne juhe

1 pločevinka (15 oz.) mornarskega fižola, odcejenega

1 velika bučka, narezana na kocke

1 pločevinka (28 oz.) paradižnikov, zdrobljenih

1 žlica svežih listov origana, sesekljanih

1 žlica svežih listov bazilike, sesekljanih

1 žlica svežega italijanskega peteršilja, sesekljanega

Naslovi

V nizozemski pečici segrejte oljčno olje, dokler ne zacvrči. Sedaj dušimo čebulo in korenček do mehkega.

Dodajte česen, surove testenine in juho; vreti približno 15 minut.

Dodajte fižol, bučke, paradižnik in zelišča. Nadaljujte s kuhanjem, pokrito, približno 10 minut, dokler se vse ne zmehča.

Po želji okrasite z dodatnimi zelišči. Dober tek!

Zelena leča s pečeno zelenjavo

(Pripravljeno v cca. 30 minutah | 5 porcij)

Na porcijo: kalorije: 415; Maščoba: 6,6g; ogljikovi hidrati: 71 g; Beljakovine: 18,4 g

Sestavine

2 žlici oljčnega olja

1 drobno sesekljano čebulo

2 sladka krompirja, olupljena in narezana na kocke

1 paprika, sesekljana

2 korenčka, drobno sesekljana

1 sesekljan pastinak

1 drobno sesekljana zelena

2 stroka česna

1 ½ skodelice zelene leče

1 žlica mešanice italijanskih zelišč

1 skodelica paradižnikove omake

5 skodelic zelenjavne juhe

1 skodelica zamrznjene koruze

1 skodelica zelene, narezane na kocke

Naslovi

V nizozemski pečici segrejte oljčno olje, dokler ne zacvrči. Zdaj dušite čebulo, sladki krompir, papriko, korenje, pastinak in zeleno do mehkega.

Dodamo česen in pražimo še 30 sekund.

Zdaj dodajte zeleno lečo, italijansko mešanico zelišč, paradižnikovo omako in zelenjavno osnovo; Dušimo 20 minut, da se vse dobro skuha.

Dodajte zamrznjeno koruzo in zelišča; pokrijemo in dušimo še 5 minut. Dober tek!

Zelenjavna mešanica čičerike

(Naredi se v približno 30 minutah | Za 4 porcije)

Na porcijo: Kalorije: 369; Maščoba: 18,1 g; ogljikovi hidrati: 43,5 g; Beljakovine: 13,2 g

Sestavine

2 žlici oljčnega olja

1 drobno sesekljana čebula

1 paprika, sesekljana

1 čebula koromača, sesekljana

3 stroki mletega česna

2 zrela paradižnika, pretlačena

2 žlici sesekljanega svežega peteršilja

2 žlici sveže nasekljane bazilike

2 žlici svežega koriandra, sesekljanega

2 skodelici zelenjavne juhe

14 unč konzervirane čičerike, odcejene

Košer sol in mleti črni poper po okusu

1/2 čajne žličke kajenskega popra

1 čajna žlička paprike

1 avokado, olupljen in narezan

Naslovi

V loncu z debelim dnom na srednjem ognju segrejte olivno olje. Ko zavre, približno 4 minute dušite čebulo, papriko in koromač.

Pražite česen približno 1 minuto ali dokler ne zadiši.

Dodajte paradižnik, sveža zelišča, juho, čičeriko, sol, črni poper, kajenski poper in papriko. Pustite kuhati, občasno premešajte, približno 20 minut ali dokler ni kuhano.

Okusite in prilagodite začimbe. Postrezite okrašeno z rezinami svežega avokada. Dober tek!

pikantna fižolova omaka

(Naredi se v približno 30 minutah | 10 porcij)

Na porcijo: Kalorije: 175; Maščoba: 4,7 g; ogljikovi hidrati: 24,9 g; Beljakovine: 8,8 g

Sestavine

2 (15 unč) pločevinki fižola, odcejen

2 žlici oljčnega olja

2 žlici Sriracha omake

2 žlici prehranskega kvasa

4 oz veganskega kremnega sira

1/2 čajne žličke paprike

1/2 čajne žličke kajenskega popra

1/2 čajne žličke mlete kumine

Morska sol in mleti črni poper po okusu

4 unče tortiljinega čipsa

Naslovi

Začnite s predgretjem pečice na 360 F.

Vse sestavine razen tortiljinega čipsa kuhajte v kuhinjskem robotu, dokler ne dosežete želene gostote.

Omako pečemo v predhodno ogreti pečici približno 25 minut oziroma dokler ni vroča.

Postrezite s tortiljinim čipsom in uživajte!

Sojina solata na kitajski način

(Naredi se v približno 10 minutah | 4 porcije)

Na porcijo: Kalorije: 265; Maščoba: 13,7 g; ogljikovi hidrati: 21 g; Beljakovine: 18g

Sestavine

1 pločevinka (15 oz.) sojinih zrn, odcejena

1 skodelica rukole

1 skodelica mlade špinače

1 skodelica zelenega zelja, naribanega

1 čebula, drobno sesekljana

1/2 čajne žličke mletega česna

1 čajna žlička mletega ingverja

1/2 čajne žličke gorčice

2 žlici sojine omake

1 žlica riževega kisa

1 žlica limetinega soka

2 žlici tahinija

1 čajna žlička agavinega sirupa

Naslovi

V solatno skledo damo sojo, rukolo, špinačo, zelje in čebulo; premešaj.

Preostale sestavine za preliv zmešajte v majhni skledi za mešanje.

Solato začinimo in takoj postrežemo. Dober tek!

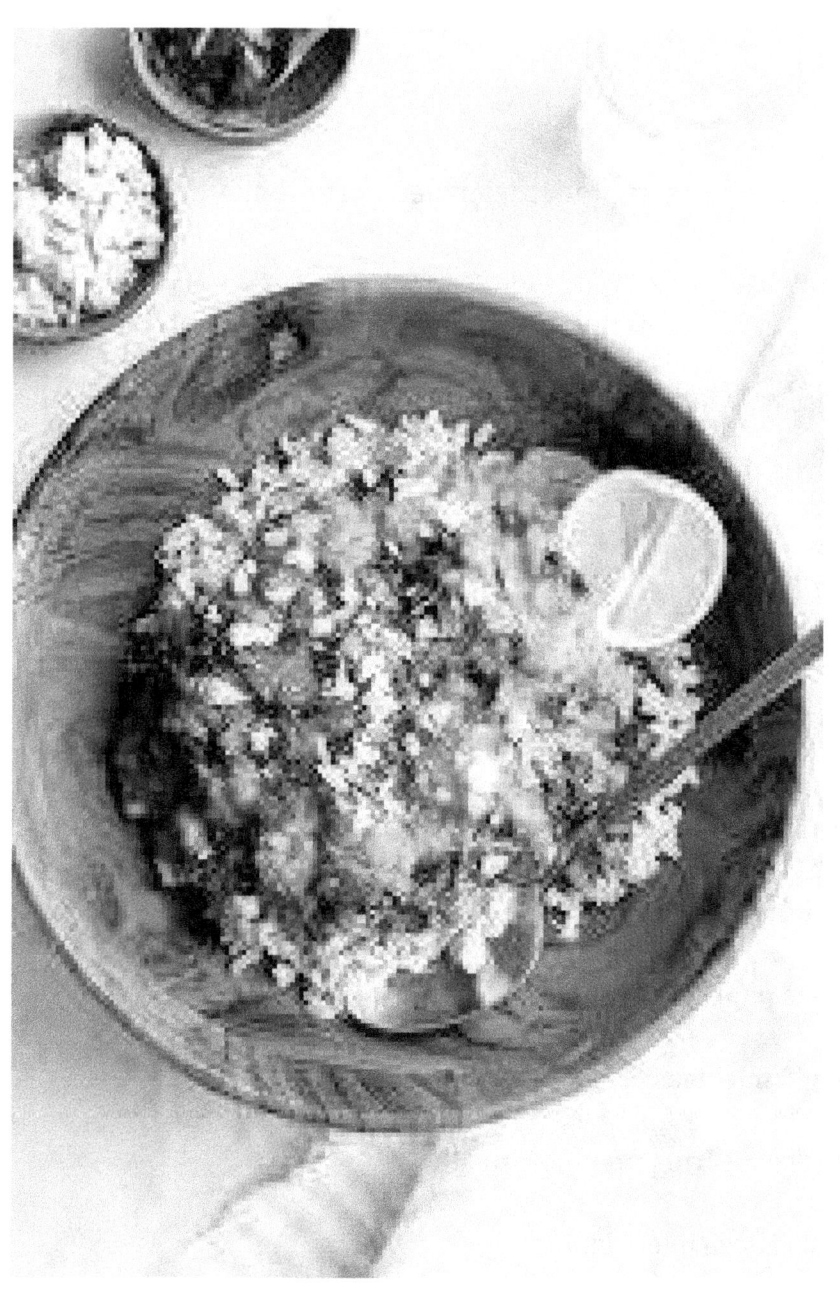

Staromodna enolončnica iz leče in zelenjave

(Naredi se v približno 25 minutah | Za 5 porcij)

Na porcijo: kalorije: 475; Maščoba: 17,3g; ogljikovi hidrati: 61,4 g; Beljakovine: 23,7 g

Sestavine

3 žlice oljčnega olja

1 velika čebula drobno sesekljana

1 drobno narezan korenček

1 paprika, narezana na kocke

1 mleta paprika habanero

3 stroki mletega česna

Košer sol in črni poper po okusu

1 čajna žlička mlete kumine

1 čajna žlička prekajene paprike

1 pločevinka (28 oz.) paradižnikov, zdrobljenih

2 žlici paradižnikove omake

4 skodelice zelenjavne juhe

3/4 kg posušene rdeče leče, namočene čez noč in odcejene

1 narezan avokado

Naslovi

V loncu z debelim dnom na srednjem ognju segrejte olivno olje. Ko zavre, pražite čebulo, korenček in papriko približno 4 minute.

Česen pražimo približno 1 minuto.

Dodajte začimbe, paradižnik, paradižnikovo omako, juho in lečo. Pustite kuhati, občasno premešajte, približno 20 minut ali dokler ni kuhano.

Postrežemo okrašeno z rezinami avokada. Dober tek!

Indijska chana masala

(Naredi se v približno 15 minutah | Za 4 porcije)

Na porcijo: kalorije: 305; Maščoba: 17,1 g; ogljikovi hidrati: 30,1 g; Beljakovine: 9,4 g

Sestavine

1 skodelica paradižnika, pire

1 kašmirski čili, mlet

1 velika šalotka, zmleta

1 čajna žlička svežega ingverja, olupljenega in naribanega

4 žlice oljčnega olja

2 stroka česna, drobno sesekljana

1 čajna žlička koriandrovih semen

1 čajna žlička garam masala

1/2 čajne žličke kurkume v prahu

Morska sol in mleti črni poper po okusu

1/2 skodelice zelenjavne juhe

16 unč konzervirane čičerike

1 žlica svežega limoninega soka

Naslovi

V mešalniku ali kuhinjskem robotu zmešajte paradižnike, kašmirski čili, mlado čebulo in ingver do gladkega.

V ponvi na zmernem ognju segrejte olivno olje. Ko se segreje, kuhajte pripravljene testenine in česen približno 2 minuti.

Dodamo preostale začimbe, juho in čičeriko. Ogenj zmanjšajte. Kuhajte še 8 minut oziroma dokler ni kuhano.

Odstranite z ognja. Vsako rezino pokapajte s svežim limoninim sokom. Dober tek!

pašteta iz rdečega fižola

(Naredi se v približno 10 minutah | Za 8 porcij)

Na porcijo: Kalorije: 135; Maščoba: 12,1 g; ogljikovi hidrati: 4,4 g; Beljakovine: 1,6 g

Sestavine

2 žlici oljčnega olja

1 drobno sesekljano čebulo

1 paprika, sesekljana

2 stroka česna, drobno sesekljana

2 skodelici fižola, kuhanega in odcejenega

1/4 skodelice olivnega olja

1 čajna žlička mlete gorčice

2 žlici sesekljanega svežega peteršilja

2 žlici sesekljane sveže bazilike

Morska sol in mleti črni poper po okusu

Naslovi

V ponvi na srednje močnem ognju segrejte olivno olje. Zdaj kuhajte čebulo, papriko in česen do mehkega oziroma približno 3 minute.

Mešanico za praženje dodajte v mešalnik; dodajte ostale sestavine. Sestavine pretlačite v mešalniku ali kuhinjskem robotu, dokler ne postanejo gladke in kremaste.

Dober tek!

skleda rjave leče

(Pripravljeno v cca. 20 minutah + čas ohlajanja | 4 porcije)

Na porcijo: Kalorije: 452; Maščoba: 16,6 g; ogljikovi hidrati: 61,7g; Beljakovine: 16,4 g

Sestavine

1 skodelica rjave leče, namočene čez noč in odcejene

3 skodelice vode

2 skodelici kuhanega rjavega riža

1 bučka, narezana na kocke

1 drobno sesekljana rdeča čebula

1 čajna žlička mletega česna

1 narezana kumara

1 paprika, narezana na rezine

4 žlice oljčnega olja

1 žlica riževega kisa

2 žlici limoninega soka

2 žlici sojine omake

1/2 čajne žličke posušenega origana

1/2 čajne žličke mlete kumine

Morska sol in mleti črni poper po okusu

2 skodelici rukole

2 skodelici zelene solate, narezane na kocke

Naslovi

Dodajte rjavo lečo in vodo v ponev ter na močnem ognju zavrite. Nato odstavite z ognja in kuhajte še 20 minut oziroma dokler se ne zmehča.

Lečo damo v solatno skledo in pustimo, da se popolnoma ohladi.

Dodajte ostale sestavine in dobro premešajte. Postrezite pri sobni temperaturi ali hladno. Dober tek!

Vroča in začinjena fižolova juha Anasazi

(Pripravljen v približno 1 uri in 10 minutah | 5 porcij)

Na porcijo: kalorije: 352; Maščoba: 8,5g; ogljikovi hidrati: 50,1 g; Beljakovine: 19,7 g

Sestavine

2 skodelici Anasazi fižola, namočenega čez noč, odcejenega in splaknjenega

8 skodelic vode

2 lovorjeva lista

3 žlice oljčnega olja

2 srednji čebuli, drobno sesekljani

2 papriki, sesekljani

1 mleta paprika habanero

3 stroki česna, stisnjeni ali mleti

Morska sol in mleti črni poper po okusu

Naslovi

V loncu za juho zavrite fižol Anasazi in vodo. Ko zavre, zmanjšajte ogenj, da počasi vre. Dodajte lovorjev list in kuhajte približno 1 uro ali dokler se ne zmehča.

Medtem v loncu z debelim dnom na srednje močnem ognju segrejemo olivno olje. Zdaj pražite čebulo, papriko in česen približno 4 minute, dokler se ne zmehčajo.

Praženo zmes vmešamo v kuhan fižol. Začinite s soljo in črnim poprom.

Med občasnim mešanjem kuhamo na majhnem ognju še 10 minut oziroma dokler ni vse kuhano. Dober tek!

Črnooka grahova solata (Ñebbe)

(Naredi se v približno 1 uri | 5 obrokov)

Na porcijo: kalorije: 471; Maščoba: 17,5g; ogljikovi hidrati: 61,5 g; Beljakovine: 20,6 g

Sestavine

2 skodelici posušenega črnookega graha, namočenega čez noč in odcejenega

2 žlici sesekljanih listov bazilike

2 žlici sesekljanih listov peteršilja

1 mleta šalotka

1 narezana kumara

2 papriki, brez semen in narezani na kocke

1 Scotch Bonnet čili, brez semen in narezan

1 skodelica češnjevih paradižnikov, narezanih na četrtine

Morska sol in mleti črni poper po okusu

2 žlici svežega limetinega soka

1 žlica jabolčnega kisa

1/4 skodelice ekstra deviškega oljčnega olja

1 avokado, olupljen, brez koščic in narezan na rezine

Naslovi

Črnooki grah prelijemo z vodo do 2 palca in rahlo zavremo. Pustimo vreti približno 15 minut.

Nato zmanjšajte toploto na nizko temperaturo približno 45 minut. Naj se popolnoma ohladi.

Črnooki grah položite v solatno skledo. Dodajte baziliko, peteršilj, šalotko, kumare, papriko, češnjeve paradižnike, sol in črni poper.

V skledi zmešajte limonin sok, kis in olivno olje.

Solato začinimo, okrasimo s svežim avokadom in takoj postrežemo. Dober tek!

Mamin slavni čili

(Pripravljeno v približno 1 uri 30 minutah | 5 porcij)

Na porcijo: kalorije: 455; Maščoba: 10,5g; ogljikovi hidrati: 68,6 g; Beljakovine: 24,7 g

Sestavine

1 kg rdečega črnega fižola, namočenega čez noč in odcejenega

3 žlice oljčnega olja

1 velika rdeča čebula, narezana na kocke

2 papriki, narezani na kocke

1 poblano paprika, mleto

1 večji korenček narezan in na kocke

2 stroka česna, drobno sesekljana

2 lovorjeva lista

1 čajna žlička mešane paprike

Košer sol in kajenski poper po okusu

1 žlica paprike

2 zrela paradižnika, pretlačena

2 žlici paradižnikove omake

3 skodelice zelenjavne juhe

Naslovi

Namočen fižol prelijemo s svežo hladno vodo in zavremo. Pustimo vreti približno 10 minut. Zmanjšajte toploto na nizko in nadaljujte s kuhanjem 50-55 minut ali dokler se ne zmehča.

V loncu z debelim dnom na srednjem ognju segrejte olivno olje. Ko se segreje, prepražimo čebulo, papriko in korenček.

Česen pražite približno 30 sekund ali dokler ne zadiši.

Preostale sestavine dodamo skupaj s kuhanim fižolom. Pustite vreti, občasno premešajte, 25-30 minut ali dokler ni kuhano.

Lovorjeve liste zavrzite, dajte v ločene sklede in postrezite vroče.

Kremna čičerikina solata s pinjolami

(Naredi se v približno 10 minutah | 4 porcije)

Na porcijo: kalorije: 386; Maščoba: 22,5g; ogljikovi hidrati: 37,2g; Beljakovine: 12,9 g

Sestavine

16 unč konzervirane čičerike, odcejene

1 čajna žlička mletega česna

1 mleta šalotka

1 skodelica češnjevih paradižnikov, prepolovljena

1 paprika, brez semen in narezana

1/4 skodelice sesekljane sveže bazilike

1/4 skodelice sesekljanega svežega peteršilja

1/2 skodelice veganske majoneze

1 žlica limoninega soka

1 čajna žlička kaper, odcejenih

Morska sol in mleti črni poper po okusu

2 unči pinjol

Naslovi

Čičeriko, zelenjavo in zelišča damo v solatno skledo.

Dodamo majonezo, limonin sok, kapre, sol in črni poper. Zmešajte.

Po vrhu potresemo s pinjolami in takoj postrežemo. Dober tek!

Skleda Buda iz črnega fižola

(Naredi se v približno 1 uri | Za 4 porcije)

Na porcijo: kalorije: 365; Maščoba: 14,1 g; ogljikovi hidrati: 45,6 g; Beljakovine: 15,5 g

Sestavine

1/2 funta črnega fižola, namočenega čez noč in odcejenega

2 skodelici kuhanega rjavega riža

1 srednje velika rdeča čebula, narezana na tanke rezine

1 skodelica paprike, brez semen in narezana

1 jalapeno paprika, brez semen in narezana

2 stroka česna, drobno sesekljana

1 skodelica rukole

1 skodelica mlade špinače

1 čajna žlička limetine lupinice

1 žlica dijonske gorčice

1/4 skodelice rdečega vinskega kisa

1/4 skodelice ekstra deviškega oljčnega olja

2 žlici agavinega sirupa

Kosmiči morske soli in mlet črni poper po okusu

1/4 skodelice svežega italijanskega peteršilja, sesekljanega

Naslovi

Namočen fižol prelijemo s svežo hladno vodo in zavremo. Pustimo vreti približno 10 minut. Zmanjšajte toploto na nizko in nadaljujte s kuhanjem 50-55 minut ali dokler se ne zmehča.

Za serviranje razdelite fižol in riž med sklede; prelijte z zelenjavo.

V majhni skledi zmešajte limetino lupinico, gorčico, kis, olivno olje, agavin sirup, sol in poper, dokler se dobro ne združijo. Solato pokapljajte z vinaigrette.

Okrasite s svežim italijanskim peteršiljem. Dober tek!

Čičerikina enolončnica Bližnjega vzhoda

(Naredi se v približno 20 minutah | Za 4 porcije)

Na porcijo: kalorije: 305; Maščoba: 11,2 g; ogljikovi hidrati: 38,6 g; Beljakovine: 12,7 g

Sestavine

- 1 drobno sesekljano čebulo
- 1 drobno sesekljan čili
- 2 stroka česna, drobno sesekljana
- 1 čajna žlička gorčičnih semen
- 1 čajna žlička koriandrovih semen
- 1 lovorjev list
- 1/2 skodelice paradižnikove mezge
- 2 žlici oljčnega olja
- 1 list zelene, drobno sesekljan
- 2 srednja korenčka narežemo in drobno sesekljamo

2 skodelici zelenjavne juhe

1 čajna žlička mlete kumine

1 majhna cimetova palčka

16 unč konzervirane čičerike, odcejene

2 skodelici blitve, narezane na kocke

Naslovi

Čebulo, čili poper, česen, gorčično seme, koriandrova semena, lovorov list in paradižnikovo mezgo zmešajte v mešalniku ali kuhinjskem robotu.

V ponvi segrejte olivno olje. Zdaj kuhajte zeleno in korenje približno 3 minute oziroma dokler se ne zmehčata. Dodamo testenine in kuhamo še 2 minuti.

Nato dodamo zelenjavno juho, kumino, cimet in čičeriko; postavite na majhen ogenj.

Zmanjšajte toploto na nizko in kuhajte 6 minut; Vmešamo blitvo in kuhamo še 4-5 minut oziroma toliko časa, da listi ovenijo. Postrezite vroče in uživajte!

Leča in paradižnikova omaka

(Naredi se v približno 10 minutah | Za 8 porcij)

Na porcijo: kalorije: 144; Maščoba: 4,5g; ogljikovi hidrati: 20,2g; Beljakovine: 8,1g

Sestavine

16 unč leče, kuhane in odcejene

4 žlice posušenih paradižnikov, narezanih

1 skodelica paradižnikove mezge

4 žlice tahinija

1 čajna žlička mlete gorčice

1 čajna žlička mlete kumine

1/4 čajne žličke mletih lovorovih listov

1 čajna žlička rdeče paprike

Morska sol in mleti črni poper po okusu

Naslovi

Vse sestavine zmešajte v mešalniku ali kuhinjskem robotu, dokler ne dosežete želene konsistence.

Postavite v hladilnik do serviranja.

Postrezite s popečenimi pita rezinami ali zelenjavnimi palčkami. Uživajte!

Kremna solata z zelenim grahom

(Pripravljen v približno 10 minutah + čas ohlajanja | 6 obrokov)

Na porcijo: Kalorije: 154; Maščoba: 6,7 g; ogljikovi hidrati: 17,3 g; Beljakovine: 6,9 g

Sestavine

2 pločevinki (14,5 unč) zelenega graha, odcejenega

1/2 skodelice veganske majoneze

1 čajna žlička dijonske gorčice

2 žlici sesekljanega drobnjaka

2 kisli kumari, sesekljani

1/2 skodelice vloženih gob, narezanih in odcejenih

1/2 čajne žličke mletega česna

Morska sol in mleti črni poper po okusu

Naslovi

Vse sestavine damo v solatno skledo. Previdno premešajte.

Solato do serviranja postavimo v hladilnik.

Dober tek!

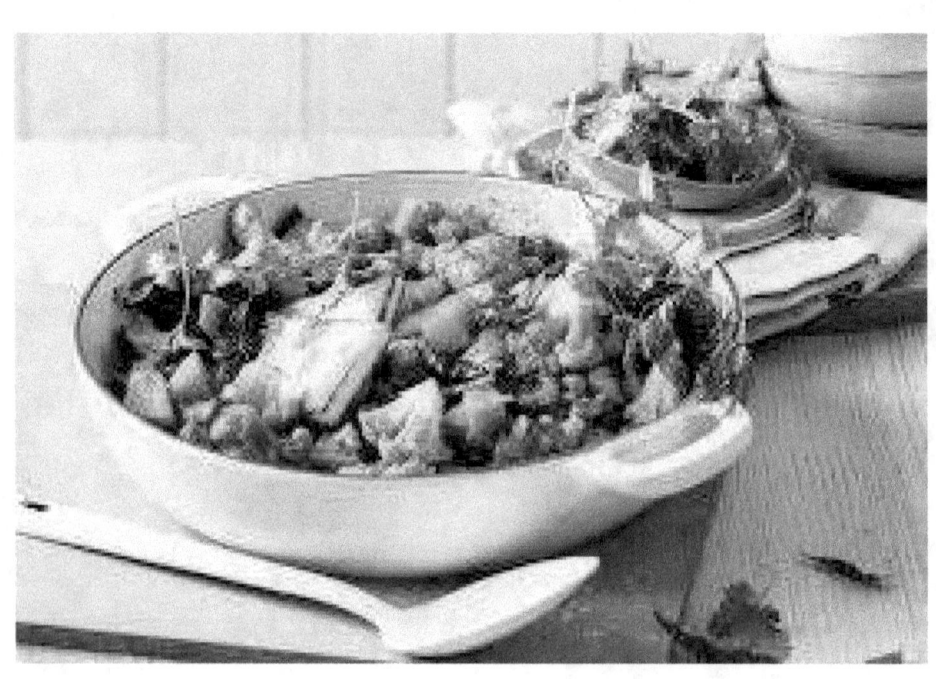

Humus Za'atar z Bližnjega vzhoda

(Naredi se v približno 10 minutah | Za 8 porcij)

Na porcijo: Kalorije: 140; Maščoba: 8,5g; ogljikovi hidrati: 12,4 g; Beljakovine: 4,6 g

Sestavine

10 unč čičerike, kuhane in odcejene

1/4 skodelice tahinija

2 žlici ekstra deviškega oljčnega olja

2 žlici posušenih paradižnikov, narezanih

1 sveže stisnjena limona

2 stroka česna, drobno sesekljana

Košer sol in mleti črni poper po okusu

1/2 čajne žličke dimljene paprike

1 čajna žlička Za'atar

Naslovi

Vse sestavine zmešajte v kuhinjskem robotu, dokler ne postanejo kremaste in gladke.

Postavite v hladilnik do serviranja.

Dober tek!

Solata iz leče s pinjolami

(Pripravljeno v cca. 20 minutah + čas ohlajanja | 3 porcije)

Na porcijo: kalorije: 332; Maščoba: 19,7 g; ogljikovi hidrati: 28,2g; Beljakovine: 12,2g

Sestavine

1/2 skodelice rjave leče

1 ½ skodelice zelenjavne juhe

1 korenček, narezan na kolobarje

1 majhna čebula, sesekljana

1 narezana kumara

2 stroka česna, drobno sesekljana

3 žlice ekstra deviškega oljčnega olja

1 žlica rdečega vinskega kisa

2 žlici limoninega soka

2 žlici sesekljane bazilike

2 žlici sesekljanega peteršilja

2 žlici sesekljanega drobnjaka

Morska sol in mleti črni poper po okusu

2 žlici sesekljanih pinjol

Naslovi

V ponev dodajte rjavo lečo in zelenjavno osnovo ter na močnem ognju zavrite. Nato zmanjšajte ogenj in kuhajte še 20 minut ali dokler se ne zmehča.

Lečo damo v solatno skledo.

Dodajte zelenjavo in dobro premešajte. V skledi zmešajte olje, kis, limonin sok, baziliko, peteršilj, drobnjak, sol in črni poper.

Solato začinimo, okrasimo s pinjolami in postrežemo pri sobni temperaturi. Dober tek!

Vroča fižolova solata Anasazi

(Naredi se v približno 1 uri | 5 obrokov)

Na porcijo: kalorije: 482; Maščoba: 23,1 g; ogljikovi hidrati: 54,2g; Beljakovine: 17,2 g

Sestavine

2 skodelici Anasazi fižola, namočenega čez noč, odcejenega in splaknjenega

6 skodelic vode

1 poblano paprika, mleto

1 drobno sesekljano čebulo

1 skodelica češnjevih paradižnikov, prepolovljena

2 skodelici mešane solate, v kosih

Povoj:

1 čajna žlička mletega česna

1/2 skodelice ekstra deviškega oljčnega olja

1 žlica limoninega soka

2 žlici rdečega vinskega kisa

1 jedilna žlica mlete gorčice

1 žlica sojine omake

1/2 čajne žličke posušenega origana

1/2 čajne žličke posušene bazilike

Morska sol in mleti črni poper po okusu

Naslovi

V ponvi zavrite fižol Anasazi in vodo. Ko zavre, zmanjšajte ogenj in kuhajte približno 1 uro ali dokler se ne zmehča.

Kuhan fižol odcedimo in damo v solatno skledo; dodajte ostale sestavine solate.

Nato v majhni skledi zmešajte vse sestavine za preliv, da se dobro povežejo. Solato začinimo in premešamo. Postrezite pri sobni temperaturi in uživajte!

Tradicionalna enolončnica Mnazaleh

(Naredi se v približno 25 minutah | Za 4 porcije)

Na porcijo: kalorije: 439; Maščoba: 24 g; ogljikovi hidrati: 44,9 g; Beljakovine: 13,5 g

Sestavine

4 žlice oljčnega olja

1 drobno sesekljano čebulo

1 velik jajčevec, olupljen in narezan na kocke

1 skodelica sesekljanega korenja

2 stroka česna, drobno sesekljana

2 velika paradižnika, pasirana

1 čajna žlička začimb

2 skodelici zelenjavne juhe

14 unč konzervirane čičerike, odcejene

Košer sol in mleti črni poper po okusu

1 srednje velik avokado, brez koščic, olupljen in narezan

Naslovi

V loncu z debelim dnom na srednjem ognju segrejte olivno olje. Ko zavre, pražimo čebulo, jajčevce in korenček približno 4 minute.

Pražite česen približno 1 minuto ali dokler ne zadiši.

Dodajte paradižnik, baharat začimbe, juho in konzervirano čičeriko. Pustite kuhati, občasno premešajte, približno 20 minut ali dokler ni kuhano.

Začinimo s soljo in poprom. Postrezite okrašeno z rezinami svežega avokada. Dober tek!

Poprova krema iz rdeče leče

(Naredi se v približno 25 minutah | Za 9 porcij)

Na porcijo: kalorije: 193; Maščoba: 8,5g; ogljikovi hidrati: 22,3g; Beljakovine: 8,5 g

Sestavine

1 ½ skodelice rdeče leče, namočene čez noč in odcejene

4 in pol skodelice vode

1 vejica rožmarina

2 lovorjeva lista

2 pečeni papriki, brez semen in narezani na kocke

1 mleta šalotka

2 stroka česna, drobno sesekljana

1/4 skodelice olivnega olja

2 žlici tahinija

Morska sol in mleti črni poper po okusu

Naslovi

V ponev dodajte rdečo lečo, vodo, rožmarin in lovorjev list ter na močnem ognju zavrite. Nato zmanjšajte ogenj in kuhajte še 20 minut ali dokler se ne zmehča.

Lečo damo v kuhinjski robot.

Dodajte preostale sestavine in kuhajte, dokler se vse dobro ne poveže.

Dober tek!

V voku ocvrt začinjen snežni grah

(Naredi se v približno 10 minutah | 4 porcije)

Na porcijo: Kalorije: 196; Maščoba: 8,7g; ogljikovi hidrati: 23 g; Beljakovine: 7,3 g

Sestavine

2 žlici sezamovega olja

1 drobno sesekljano čebulo

1 korenček, narezan in drobno sesekljan

1 čajna žlička ingver-česnove paste

1 funt snežnega graha

Sečuanski poper, po okusu

1 čajna žlička Sriracha omake

2 žlici sojine omake

1 žlica riževega kisa

Naslovi

V voku segrejte sezamovo olje, da porjavi. Sedaj pražimo čebulo in korenček 2 minuti oziroma dokler ne postaneta hrustljava in mehka.

Dodajte ingver-česnovo pasto in kuhajte še 30 sekund.

Dodajte grah in ga pražite na močnem ognju, dokler rahlo ne porjavi, približno 3 minute.

Nato dodajte poper, Sriracho, sojino omako in rižev kis ter pražite še 1 minuto. Postrezite takoj in uživajte!

hitri čili vsak dan

(Pripravljen v približno 35 minutah | Za 5 obrokov)

Na porcijo: kalorije: 345; Maščoba: 8,7g; ogljikovi hidrati: 54,5 g; Beljakovine: 15,2 g

Sestavine

2 žlici oljčnega olja

1 velika čebula drobno sesekljana

1 zelena, narezana z listi in narezana na kocke

1 korenček narezan in na kocke

1 sladki krompir, olupljen in narezan na kocke

3 stroki mletega česna

1 jalapeño paprika, mleta

1 čajna žlička kajenskega popra

1 čajna žlička koriandrovih semen

1 čajna žlička semen koromača

1 čajna žlička paprike

2 skodelici dušenih paradižnikov, zdrobljenih

2 žlici paradižnikove omake

2 čajni žlički zrnc veganske juhe

1 skodelica vode

1 skodelica čebulne smetane

2 funta konzerviranega pinto fižola, odcejenega

1 narezana limeta

Naslovi

V loncu z debelim dnom na srednjem ognju segrejte olivno olje. Ko zavre, pražite čebulo, zeleno, korenček in sladki krompir približno 4 minute.

Pražite česen in jalapeño poper približno 1 minuto.

Dodajte začimbe, paradižnik, paradižnikovo omako, zrnca veganske juhe, vodo, čebulo in fižol iz pločevinke. Pustite kuhati, občasno premešajte, približno 30 minut ali dokler ni kuhano.

Postrežemo okrašeno z rezinami limete. Dober tek!

Kremna solata Black-Eyed Pea

(Naredi se v približno 1 uri | 5 obrokov)

Na porcijo: kalorije: 325; Maščoba: 8,6g; ogljikovi hidrati: 48,2g; Beljakovine: 17,2 g

Sestavine

1 ½ skodelice črnega graha, namočenega čez noč in odcejenega

4 drobnjak, narezan

1 julien korenček

1 skodelica zelenega zelja, naribanega

2 papriki, brez semen in nasekljani

2 srednje velika paradižnika, narezana na kocke

1 žlica posušenih paradižnikov, sesekljanih

1 čajna žlička mletega česna

1/2 skodelice veganske majoneze

1 žlica limetinega soka

1/4 skodelice belega vinskega kisa

Morska sol in mleti črni poper po okusu

Naslovi

Črnooki grah prelijemo z vodo do 2 palca in rahlo zavremo. Pustimo vreti približno 15 minut.

Nato zmanjšajte toploto na nizko temperaturo približno 45 minut. Naj se popolnoma ohladi.

Črnooki grah položite v solatno skledo. Dodajte ostale sestavine in dobro premešajte. Dober tek!

Avokado polnjen s čičeriko

(Naredi se v približno 10 minutah | 4 porcije)

Na porcijo: Kalorije: 205; Maščoba: 15,2 g; ogljikovi hidrati: 16,8 g; Beljakovine: 4,1g

Sestavine

2 avokada, izkoščičena in prerezana na pol

1/2 sveže stisnjene limone

4 žlice sesekljanega drobnjaka

1 strok mletega česna

1 srednje velik paradižnik, sesekljan

1 paprika, brez semen in narezana

1 rdeča paprika, brez semen in mleto

2 unči čičerike, kuhane ali kuhane, odcejene

Košer sol in mleti črni poper po okusu

Naslovi

Avokado položimo na krožnik. Vsak avokado pokapajte z limoninim sokom.

V skledi previdno zmešajte preostale sestavine za nadev, dokler se dobro ne premešajo.

S pripravljeno mešanico napolnimo avokade in takoj postrežemo. Dober tek!

juha iz črnega fižola

(Pripravljeno v približno 1 uri 50 minutah | 4 porcije)

Na porcijo: Kalorije: 505; Maščoba: 11,6 g; ogljikovi hidrati: 80,3g; Beljakovine: 23,2 g

Sestavine

2 skodelici črnega fižola, namočenega čez noč in odcejenega

1 vejica timijana

2 žlici kokosovega olja

2 drobno sesekljani čebuli

1 steblo zelene, sesekljano

1 korenček, olupljen in narezan

1 italijanska paprika, brez semen in mleta

1 paprika, brez semen in mleta

4 stroki česna, stisnjeni ali mleti

Morska sol in sveže mlet črni poper po okusu

1/2 čajne žličke mlete kumine

1/4 čajne žličke mletih lovorovih listov

1/4 čajne žličke mletega pimenta

1/2 čajne žličke posušene bazilike

4 skodelice zelenjavne juhe

1/4 skodelice svežega cilantra, sesekljanega

2 unči tortiljinega čipsa

Naslovi

V loncu zavremo fižol in 6 skodelic vode. Ko zavre, zmanjšajte ogenj, da počasi vre. Dodajte vejice timijana in kuhajte približno 1 uro 30 minut ali dokler se ne zmehča.

Medtem v loncu z debelim dnom na srednje močnem ognju segrejemo olje. Zdaj pražite čebulo, zeleno, korenček in papriko približno 4 minute, dokler se ne zmehčajo.

Nato pražite česen približno 1 minuto ali dokler ne zadiši.

Praženo zmes vmešamo v kuhan fižol. Nato dodamo sol, črni poper, kumino, mlete lovorjeve liste, mlet piment, posušeno baziliko in zelenjavno juho.

Med občasnim mešanjem na majhnem ognju kuhamo še 15 minut oziroma dokler ni vse kuhano.

Okrasite s svežim cilantrom in tortiljinimi čipsi. Dober tek!

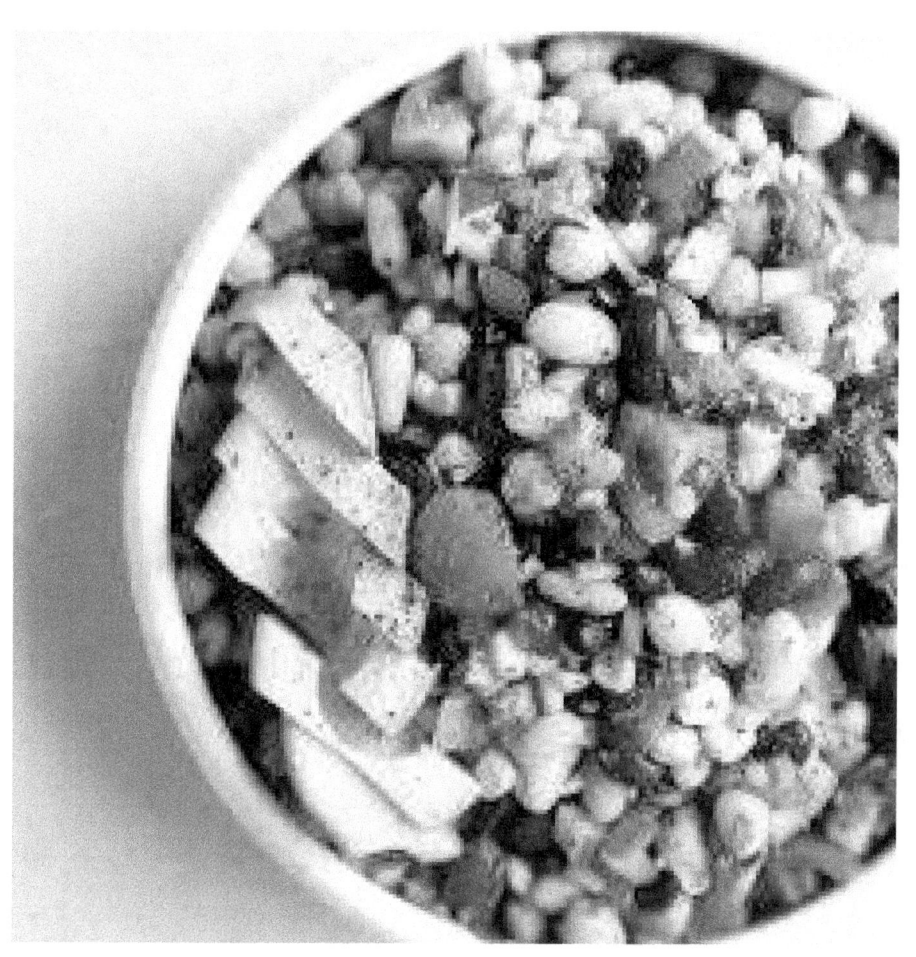

Beluga leča solata z zelišči

(Pripravljeno v cca. 20 minutah + čas ohlajanja | 4 porcije)

Na porcijo: kalorije: 364; Maščoba: 17g; ogljikovi hidrati: 40,2g; Beljakovine: 13,3 g

Sestavine

1 skodelica rdeče leče

3 skodelice vode

1 skodelica grozdnih paradižnikov, prepolovljena

1 zelena paprika, brez semen in narezana na kocke

1 rdeča paprika, brez semen in narezana na kocke

1 rdeča paprika, brez semen in narezana na kocke

1 narezana kumara

4 žlice mlete šalotke

2 žlici sesekljanega svežega peteršilja

2 žlici svežega koriandra, sesekljanega

2 žlici svežega drobnjaka, sesekljanega

2 žlici sveže nasekljane bazilike

1/4 skodelice olivnega olja

1/2 čajne žličke semen kumine

1/2 čajne žličke mletega ingverja

1/2 čajne žličke mletega česna

1 čajna žlička agavinega sirupa

2 žlici svežega limoninega soka

1 čajna žlička limonine lupinice

Morska sol in mleti črni poper po okusu

2 unči črnih oliv, izkoščičenih in razpolovljenih

Naslovi

Dodajte rjavo lečo in vodo v ponev ter na močnem ognju zavrite. Nato odstavite z ognja in kuhajte še 20 minut oziroma dokler se ne zmehča.

Lečo damo v solatno skledo.

Dodajte zelenjavo in zelišča ter dobro premešajte. V skledi zmešajte olje, semena kumine, ingver, česen, agavin sirup, limonin sok, limonino lupinico, sol in črni poper.

Solato začinimo, okrasimo z olivami in postrežemo pri sobni temperaturi. Dober tek!

Italijanska fižolova solata

(Pripravljeno v cca. 1 uri + čas ohlajanja | 4 porcije)

Na porcijo: Kalorije: 495; Maščoba: 21,1 g; ogljikovi hidrati: 58,4 g; Beljakovine: 22,1g

Sestavine

3/4 funta fižola kanelini, namočenega čez noč in odcejenega

2 skodelici cvetov cvetače

1 rdeča čebula, drobno sesekljana

1 čajna žlička mletega česna

1/2 čajne žličke mletega ingverja

1 jalapeño paprika, mleta

1 skodelica grozdnih paradižnikov, na četrtine

1/3 skodelice ekstra deviškega oljčnega olja

1 žlica limetinega soka

1 čajna žlička dijonske gorčice

1/4 skodelice belega kisa

2 stroka česna, stisnjena

1 čajna žlička mešanice italijanskih zelišč

Košer sol in mleti črni poper, za začimbo

2 unč zelenih oliv, izkoščičenih in narezanih

Naslovi

Namočen fižol prelijemo s svežo hladno vodo in zavremo. Pustimo vreti približno 10 minut. Zmanjšajte toploto na nizko in kuhajte 60 minut ali dokler se ne zmehča.

Medtem kuhajte cvetove cvetače približno 6 minut ali dokler se ne zmehčajo.

Pustite, da se fižol in cvetača popolnoma ohladita; nato jih prestavimo v solatno skledo.

Dodajte ostale sestavine in dobro premešajte. Okusite in prilagodite začimbe.

Dober tek!

Paradižnik polnjen z belim fižolom

(Naredi se v približno 10 minutah | 3 porcije)

Na porcijo: kalorije: 245; Maščoba: 14,9g; ogljikovi hidrati: 24,4 g; Beljakovine: 5,1 g

Sestavine

3 srednje velike paradižnike, odrežite tanko rezino z vrha in odstranite celulozo

1 nariban korenček

1 drobno sesekljana rdeča čebula

1 strok olupljenega česna

1/2 čajne žličke posušene bazilike

1/2 čajne žličke posušenega origana

1 čajna žlička posušenega rožmarina

3 žlice oljčnega olja

3 unče konzerviranega morskega fižola, odcejenega

3 unče zrn sladke koruze, odmrznjene

1/2 skodelice tortiljinega čipsa, zdrobljenega

Naslovi

Paradižnike položite na servirni krožnik.

V skledi dobro premešamo ostale sestavine za nadev.

Avokado nadevajte in takoj postrezite. Dober tek!

Zimska črnooka grahova juha

(Pripravljen v približno 1 uri in 5 minutah | 5 porcij)

Na porcijo: kalorije: 147; Maščoba: 6 g; ogljikovi hidrati: 13,5 g; Beljakovine: 7,5 g

Sestavine

2 žlici oljčnega olja

1 drobno sesekljano čebulo

1 drobno narezan korenček

1 sesekljan pastinak

1 skodelica sesekljanega koromača

2 stroka česna, drobno sesekljana

2 skodelici posušenega črnookega graha, namočenega čez noč

5 skodelic zelenjavne juhe

Košer sol in sveže mlet črni poper za začimbo

Naslovi

V ponvi na srednje močnem ognju segrejte olivno olje. Ko se segrejejo, pražite čebulo, korenček, pastinak in koromač 3 minute ali dokler se ne zmehčajo.

Dodamo česen in pražimo še 30 sekund, da zadiši.

Dodamo grah, zelenjavno osnovo, sol in črni poper. Nadaljujte s kuhanjem, delno pokrito, še 1 uro ali dokler ni kuhano.

Dober tek!

polpeti iz rdečega fižola

(Naredi se v približno 15 minutah | Za 4 porcije)

Na porcijo: kalorije: 318; Maščoba: 15,1 g; ogljikovi hidrati: 36,5 g; Beljakovine: 10,9 g

Sestavine

12 unč konzerviranega ali kuhanega fižola, odcejenega

1/3 skodelice staromodnega ovsa

1/4 skodelice večnamenske moke

1 čajna žlička pecilnega praška

1 majhna šalotka, mleta

2 stroka česna, drobno sesekljana

Morska sol in mleti črni poper po okusu

1 čajna žlička paprike

1/2 čajne žličke čilija v prahu

1/2 čajne žličke zmletih lovorovih listov

1/2 čajne žličke mlete kumine

1 chia jajce

4 žlice oljčnega olja

Naslovi

Fižol damo v skledo in pretlačimo z vilicami.

Fižol, oves, moko, pecilni prašek, šalotko, česen, sol, črni poper, papriko, čili v prahu, mleti lovorov list, kumino in chia jajca dobro premešamo.

Iz zmesi oblikujemo štiri polpete.

Nato v ponvi na srednjem ognju segrejte olivno olje. Pogačke pečemo približno 8 minut in jih enkrat ali dvakrat obrnemo.

Postrezite s svojimi najljubšimi prelivi. Dober tek!

Domači grahovi burgerji

(Naredi se v približno 15 minutah | Za 4 porcije)

Na porcijo: kalorije: 467; Maščoba: 19,1 g; ogljikovi hidrati: 58,5 g; Beljakovine: 15,8 g

Sestavine

1 funt graha, zamrznjenega in odmrznjenega

1/2 skodelice čičerikine moke

1/2 skodelice navadne moke

1/2 skodelice drobtin

1 čajna žlička pecilnega praška

2 laneni jajci

1 čajna žlička paprike

1/2 čajne žličke posušene bazilike

1/2 čajne žličke posušenega origana

Morska sol in mleti črni poper po okusu

4 žlice oljčnega olja

4 žemljice za hamburger

Naslovi

V skledi temeljito premešamo grah, moko, drobtine, pecilni prašek, laneno jajce, papriko, baziliko, origano, sol in črni poper.

Iz zmesi oblikujemo štiri polpete.

Nato v ponvi na srednjem ognju segrejte olivno olje. Pogačke pečemo približno 8 minut in jih enkrat ali dvakrat obrnemo.

Postrezite na burger žemljici in uživajte!

Pečenka iz črnega fižola in špinače

(Pripravljen v približno 1 uri 35 minutah | Za 4 porcije)

Na porcijo: Kalorije: 459; Maščoba: 9,1 g; ogljikovi hidrati: 72 g; Beljakovine: 25,4 g

Sestavine

2 skodelici črnega fižola, namočenega čez noč in odcejenega

2 žlici oljčnega olja

1 čebulo, olupljeno in prerezano na pol

1 jalapeño poper, narezan

2 papriki, brez semen in narezani

1 skodelica gob, narezanih

2 stroka česna, drobno sesekljana

2 skodelici zelenjavne juhe

1 čajna žlička paprike

Košer sol in mleti črni poper po okusu

1 lovorjev list

2 skodelici špinače, narezane na kocke

Naslovi

Namočen fižol prelijemo s svežo hladno vodo in zavremo. Pustimo vreti približno 10 minut. Zmanjšajte toploto na nizko in nadaljujte s kuhanjem 50-55 minut ali dokler se ne zmehča.

V loncu z debelim dnom na srednjem ognju segrejte olivno olje. Ko zavre, pražite čebulo in papriko približno 3 minute.

Česen in gobe pražimo približno 3 minute oziroma dokler gobe ne spustijo tekočine in česen zadiši.

Dodamo zelenjavno juho, papriko, sol, črni poper, lovorjev list in kuhan fižol. Pustite vreti, občasno premešajte, približno 25 minut ali dokler ni kuhano.

Nato dodamo špinačo in pokrito dušimo približno 5 minut. Dober tek!

Česnov koriandrov preliv

(Naredi se v približno 10 minutah | 6 obrokov)

Na porcijo: kalorije: 181; Maščoba: 18,2 g; ogljikovi hidrati: 4,8 g; Beljakovine: 3 g

Sestavine

1/2 skodelice mandljev

1/2 skodelice vode

1 šopek koriandra

1 drobno sesekljan rdeči čili

2 stroka česna, nasekljana

2 žlici svežega limetinega soka

1 čajna žlička limetine lupinice

Morska sol in mleti črni poper

5 žlic ekstra deviškega oljčnega olja

Naslovi

Mandlje in vodo dajte v mešalnik in mešajte, dokler ne postane kremasto in gladko.

Dodajte cilantro, čili poper, česen, limonin sok, limonino lupinico, sol in črni poper; utripati, dokler ni vse dobro poravnano.

Nato postopoma dodajamo olivno olje in mešamo do gladkega. Hraniti v hladilniku do 5 dni.

Dober tek!

klasični ranč dressing

(Naredi se v približno 10 minutah | Za 8 porcij)

Na porcijo: kalorije: 191; Maščoba: 20,2 g; ogljikovi hidrati: 0,8 g; Beljakovine: 0,5 g

Sestavine

1 skodelica veganske majoneze

1/4 nesladkanega mandljevega mleka

1 čajna žlička šerijevega kisa

1/2 čajne žličke košer soli

1/4 čajne žličke črnega popra

2 stroka česna, drobno sesekljana

1/2 čajne žličke posušenega drobnjaka

1/2 čajne žličke posušenega kopra

1 čajna žlička posušenih peteršiljevih kosmičev

1/2 čajne žličke čebule v prahu

1/3 čajne žličke paprike

Naslovi

Vse sestavine v skledi z žično metlico dobro premešamo.

Pokrijte in ohladite do serviranja.

Dober tek!

Koriandrova tahini omaka

(Naredi se v približno 10 minutah | 6 obrokov)

Na porcijo: Kalorije: 91; Maščoba: 7,5g; ogljikovi hidrati: 4,5 g; Beljakovine: 2,9 g

Sestavine

1/4 skodelice indijskih oreščkov, namočenih čez noč in odcejenih

1/4 skodelice vode

4 žlice tahinija

1/4 skodelice svežih listov cilantra, sesekljanih

1 strok mletega česna

Košer sol in kajenski poper po okusu

Naslovi

Indijske oreščke in vodo zmešajte v mešalniku, dokler ne postane kremasta in gladka.

Dodajte preostale sestavine in nadaljujte z mešanjem, dokler se dobro ne poveže.

Hraniti v hladilniku do enega tedna. Dober tek!

limetino in kokosovo omako

(Naredi se v približno 10 minutah | 7 obrokov)

Na porcijo: Kalorije: 87; Maščoba: 8,8g; ogljikovi hidrati: 2,6 g; Beljakovine: 0,8 g

Sestavine

1 čajna žlička kokosovega olja

1 velik strok česna, sesekljan

1 čajna žlička mletega svežega ingverja

1 skodelica kokosovega mleka

1 sveže stisnjena in naribana limeta

Ščepec himalajske kamene soli

Naslovi

V majhni ponvi na zmernem ognju stopite kokosovo olje. Ko sta segreta, kuhajte česen in ingver približno 1 minuto ali dokler ne zadišita.

Segrejte do vrenja in dodajte kokosovo mleko, limetin sok, limetino lupinico in sol; nadaljujte s kuhanjem 1 minuto ali dokler se ne segreje.

Dober tek!

domači guacamole

(Naredi se v približno 10 minutah | 7 obrokov)

Na porcijo: kalorije: 107; Maščoba: 8,6g; ogljikovi hidrati: 7,9 g; Beljakovine: 1,6 g

Sestavine

2 avokada, olupljena in brez koščic

Sok 1 limone

Morska sol in mleti črni poper po okusu

1 majhna čebula, narezana na kocke

2 žlici sesekljanega svežega koriandra

1 velik paradižnik, narezan na kocke

Naslovi

Avokado skupaj z ostalimi sestavinami pretlačimo v skledi.

Ohladite guacamole, dokler ni pripravljen za serviranje. Dober tek!

www.ingramcontent.com/pod-product-compliance
Lightning Source LLC
Chambersburg PA
CBHW050348120526
44590CB00015B/1600